【中国财富收藏鉴识讲堂】

U0716905

潘奕辰讲沉香

潘奕辰 著

中国财富出版社

图书在版编目（CIP）数据

潘奕辰讲沉香／潘奕辰著．—北京：中国财富出版社，2013.12
（中国财富收藏鉴识讲堂）
ISBN 978－7－5047－4829－4

Ⅰ. ①潘… Ⅱ. ①潘… Ⅲ. ①沉香—鉴赏—基本知识
Ⅳ. ①R282.71

中国版本图书馆 CIP 数据核字（2013）第 229400 号

策划编辑	李慧智		责任印制	方朋远
责任编辑	李慧智		责任校对	梁　凡

出版发行	中国财富出版社（原中国物资出版社）	
社　　址	北京市丰台区南四环西路 188 号 5 区 20 楼　邮政编码　100070	
电　　话	010－52227568（发行部）　　010－52227588 转 307（总编室）	
	010－68589540（读者服务部）　010－52227588 转 305（质检部）	
网　　址	http：//www.cfpress.com.cn	
经　　销	新华书店	
印　　刷	北京京都六环印刷厂	
书　　号	ISBN 978－7－5047－4829－4/R・0074	
开　　本	889mm×1194mm　1/32	版　　次　2013 年 12 月第 1 版
印　　张	3.875	印　　次　2013 年 12 月第 1 次印刷
字　　数	90 千字	定　　价　32.00 元

前　言

　　中华民族是世界上最热爱收藏的民族。我国历史上有过多次收藏热，概括起来大约有五次：第一次是北宋时期；第二次是晚明时期；第三次是康乾盛世；第四次是晚清民国时期；第五次则是当今盛世。收藏对于我们来说，已不仅仅再是捡便宜的快乐、拥有财富的快乐，它还能带给我们艺术的享受和精神的追求。收藏，俨然已经成为人们的一种生活方式。

　　收藏是一种乐趣，但收藏更是一门学问。收藏需要量力而行，收藏需要戒除贪婪，收藏不能轻信故事。然而，收藏最重要的是知识储备。鉴于此，姚泽民工作室联合中国财富出版社编辑出版了这套"中国财富收藏鉴识讲堂"丛书。当前收藏鉴赏丛书层出不穷，可谓泥沙俱下，鱼龙混杂。因此，我们这套丛书在强调"实用性"和"可操作性"的基础上，更加强调"权威性"，目的就是想帮广大收藏爱好者擦亮慧眼，提供最直接、最实在的帮助。这套丛书的作者，均是目前活跃在收藏鉴定界的权威专家，均是中央电视台《鉴宝》《一槌定音》等电视栏目所请的鉴宝专家。他们不仅是收藏家、鉴赏家，更是研究员和学者教授，其著述通俗易懂而又逻辑缜密。不管你是初涉收藏爱好者，还是资深收藏家，都能从这套丛书中汲取知识营养，从而使自己真正享受到收藏的乐趣。

《潘奕辰讲沉香》的作者潘奕辰女士，是国内著名香文化学者，中国管理科学研究院教育科学研究所香文化研究中心主任，北京市三八红旗手，中国民主建国会会员。长期致力于中国传统香文化的研究和教育，出版的《香生活》一书受到众多读者的喜爱。被中央电视台、北京电视台、北京电台、《中国妇女报》、《三联周刊》等众多媒体报道。

本书追本溯源，翔实地介绍了沉香的产区、颜色、味道、大小、等级及收藏鉴赏方法，可谓化繁为简，深入浅出，对于沉香爱好者、资深玩家都将提供最直接最全面的参考。

姚泽民工作室

2013 年 10 月

目录

引　言

中国是香文化的发源地，五千年前，我们的祖先发现将有香味的植物熏烧，可以驱疫驱虫，因此，就诞生了焚香的最初使用功效——养生。

随着人类文明的不断进步，香文化也得到了不断的发展，在香料的使用上也从最初的在中原地区常见的兰、蕙、芷、萧等味道清淡的香草、香木，发展到味道浓郁的树脂类、动物类、木类等，比如：沉香、檀香、龙涎香、龙脑香、麝香、乳香、安息香，等等。

这其中尤以沉香最令人喜爱，因其香气令人愉悦，可以单独熏烧，也可以和香，香气在不加热的情况下可以永久保持，并且产量小，不同产地的沉香具有不同的香气，因此，被称为"香中之王，木中舍利"。从古至今，沉香一直比黄金还贵，古代就有"海南沉香，一片万钱"之说。

直到今日，人们生活水平提高了，越来越多的人开始关注到沉香了，一时间，全国各地开起了香博会，成立沉香协会，各拍卖行不断推出与沉香有关的物件，各古玩城也出现很多大大小小的沉香店，甚至一些地摊都开始做起沉香的生意来。沉香的价格在两三年内被炒到原来的 10 倍以上。

如何鉴别沉香，成了现在很多人关注的话题，很多媒体也多次采访我，希望我可以告诉大家一些简单的鉴别知识，因为毕竟是非常昂贵的东西，只有买到真货，才是关键。由此，我们才产生这样的动议，写出了这本小册子，供大家学习参考。

随着生活水平越来越好，人们的注意力已经从温饱问题上转到了投资理财上，大家不断在寻找有利可图的投资点，寻找具有很好升值空间的产品。二十几年前人们把投资放在了石头上，玉石、翡翠等几乎翻了百倍，到现在很多人已经觉得没有升值空间了，而且，很多资源也已经枯竭。这个时候，就已经有很多人把注意力放到了木头上，先是前几年的黄花梨、紫檀、金丝楠，这几年，已经有一批人开始关注沉香的收藏了，沉香有"木中舍利子"之称，从其稀有程度、几乎不可再生性、药用功效等诸多方面看，它的收藏价值不比玉和翡翠差。

20 世纪 90 年代初期，很多人还没有认识到沉香的价值，那个时候沉水的沉香价格基本在几百元一千克；到了 2007 年，基本就涨到几万元一千克，到 2012 年前半年，沉水的沉香平均价格为几十万一千克，沉水级别的老料会更贵。从收藏的角度来讲，只要是沉水级别的料，手串或者雕件都是可以立刻收入囊中的，当然也要根据自己的经济实力。如果是有实力的人，多收藏明清时代的老物件，或者当代知名雕刻大师的作品都是很好的选择，因为，从材料上讲这些沉香要百年以上才能形成的，因此，在百年之内这种东西是无法复制的，并且材料稀少，存世量就只有那么多。由于 1973 年国际公约保护野生动植物条例，沉香也被作为重点保护的物种之一，因此，香农们也不能随意采到野生沉香了，很多在市场流通的野生沉香都是香农们前十几年的收获，近些年，以人工种植及人工结香的沉香居多。目前，已经有很多以集团背景出现的势力大量收购沉香，因此，也导致近五六年来，沉香市场价格陡然上升，好香供不应求，在市场上如果你真的想找到一个好产地沉水珠串那可不是很容易的事，要有许多机缘才可以找到。

本书的重点是教会初级入门的读者在市场上辨识沉香，买到性价比好的沉香，熟悉沉香术语，了解古代与现在人们对沉香的定义与概念，甚至有些俗称的来历。

由于沉香是香料，通过图片读者们了解的毕竟还是不能完全到位，味道才是最重要的。因此，大家除了看图片显示出来的沉香外表以外，还需要找到正规的渠道，多闻闻真正的沉香才能够精准地判断产地与真伪。此书就是一个敲门砖，引领门外人轻松入门，至于更深的造诣，就不是看几本书能解决的问题了，一定要将正品收入囊中，常常闻，每天与其肌肤相亲，与之心灵交映，方能有所感应。

阿拉伯贵族天天离不开沉香，去买香用手摸，即能辨别；越南人天天收香、卖香，用鼻子一闻就能知道好坏；我国台湾人品香时间也不短了，用手摸，用眼看，用鼻子闻，便知其中一二。我们刚入门的各位香客，你怎么就能在电脑上看到图片就能决定将其买回家呢？

了解香料不仅仅要看书、听课，更重要的是买来正产区的香品闻，渠道非常重要，所有的沉香的销售都是有一定渠道的，这点一定要记住。

沉香的历史沿革

从古至今沉香就是帝王家的常客，从焚烧、佩戴到建筑、雕刻无一不用到沉香。

隋朝时隋炀帝在除夕的夜晚，将二百余车沉香堆在庭院前，彻夜焚烧，香飘全城；

唐朝时有沉香亭，供唐明皇和杨贵妃夏天纳凉避暑赏花，沉香亭是唐代长安兴庆宫一组园林式建筑之一；

宋朝李清照月下焚香、香销魂梦断；

明朝董小宛与冒辟疆静坐香阁，隔火品香，制作香丸，红袖添香；

清朝时有奇楠手镯、沉香朝珠、沉香笔筒，供皇帝、大臣、士大夫、文人佩戴、赏玩。

对于沉香的描述和名称的定义，自古以来有很多不同的定义与叫法。

最早的记载始于汉代，东汉杨孚所著《交州异物志》里面所记载的："蜜香，欲取先断其根，经年，外皮烂，中心及节坚黑者，置水中则沉，是谓沉香……"

晋代嵇含所著《南方草木状》中写道："蜜香，沉香，鸡骨香，黄熟香，栈香，青桂香，马蹄香，鸡舌香。案此八物，同出于一树也。

交趾有蜜香树、干似柜柳，其花白而繁，其叶如橘。欲取香，伐之经年，其根干枝节，各有别色也，木心与节坚黑，沉水者，为沉香；与水面平者，为鸡骨香；其根，为黄熟香；干为栈香；细枝紧实未烂者，为青桂香；其根节轻而大者，为马蹄香；其花不香，成实乃香，为鸡舌香。珍异之木也。"

在很多古籍里，对沉香的定义和一些叫法存在着冲突，并不是很统一，例如对黄熟香、栈香、鸡骨香、青桂香的定义与部位，各有说法。

唐代杜佑所著《通典》中对沉香的记载："林邑出沉香，土人破断其木，积以岁年，朽

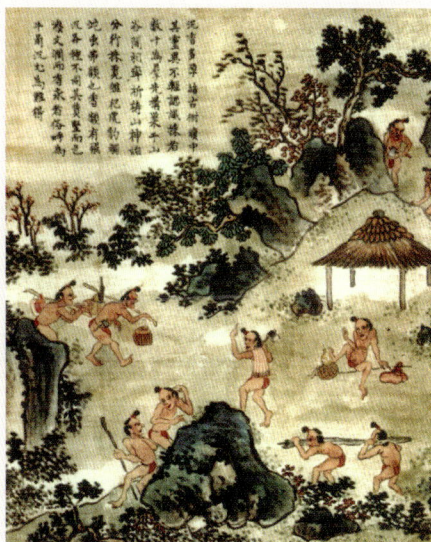

黎人采香图（一）

烂而心节独在，置水中则沉，故名沉香。沉香所出非一，形多异而名亦不一：有如犀角者，谓之犀角沉；如燕口者，谓之燕口沉；如附子者，谓之附子沉；如梭者，谓之梭沉；纹坚而理致者，谓之横隔沉。今其材可为亭子，则条段又非诸沉比矣。"

宋代寇宗奭的《本草衍义》中记载道："小者拱抱，大者数围。体如白杨，叶如橘柚，花如穗，实如小槟。未经斧斤者，虽百岁之本，亦不孕香。若半老之木，其斜枝曲干，斫凿成坎，雨露浸

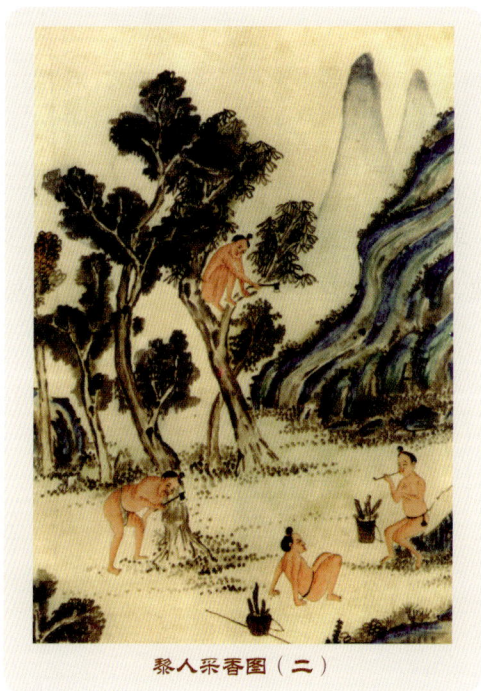

黎人采香图（二）

渍，斯膏脉凝聚，渐积成香。"……

"盖山民入山，见香木之曲干斜枝，必以刀斫成坎，经年得雨水所渍，遂结香。复以锯取之，刮去白木，其香结为斑点，遂名鹧鸪斑，燔之极清烈。沉之良者，惟在琼崖等州，俗谓之角沉。黄沉乃枯木中得者，宜入药用，依木皮而结者，谓之青桂，气尤清。在土中岁久，不待剔而成者，谓之龙鳞。亦有削之自卷，咀之柔韧者，谓之黄蜡沉，尤难得也。"

宋代苏颂《草本图经》里是这样描述的："欲取之，先断其积年老木根，经年其外皮。"

李时珍："木之心节置水则沉，故名沉水，亦曰水沉。半沉者为栈香，不沉者为黄熟香。"

《崖州志》对沉香的命名和描述是："匠人以鸡刺木、鸡骨香及速香、云头香之属，车为素珠，泽以伽楠之液，磋其屑末，酝酿锡函中，每能给人。油素者，质不沉，而香特异，藏之箧笥，香满一室。速香者，凝结仅数十年，取之太早，故曰速香。其上四六者，香六而木四，下四六者，木六而香四也。飞香者，树已结香，为大风所折，飞山谷之中，其质枯而轻，气味亦甜。铁皮香者，皮肤浸渍雨露，将次成香，而内皆白木，土人烙红铁而烁之。虫漏者，虫蛀之孔，结香不多，内尽粉土，是名虫口粉。肚花铲者，以色黑为贵。去其白木且沉水，然十中一二耳。黄色者质嫩，多白木也。云头香者，或内或外，结香一钱，错综如云，素珠多此物为之。最下则黄速、马牙，如今之油下香。以上诸香赝者极多，即佳者亦埋于地窖，覆以湿沙，卖时取起。半沉者试水亦沉，如大块沉香，须试于江。江水流动，非真沉香不沉。若置缸缶中，水少自然沉底，不可不察也。然次等尚可识之，惟夹板沉难识，以水浸一宿，即涣散矣。

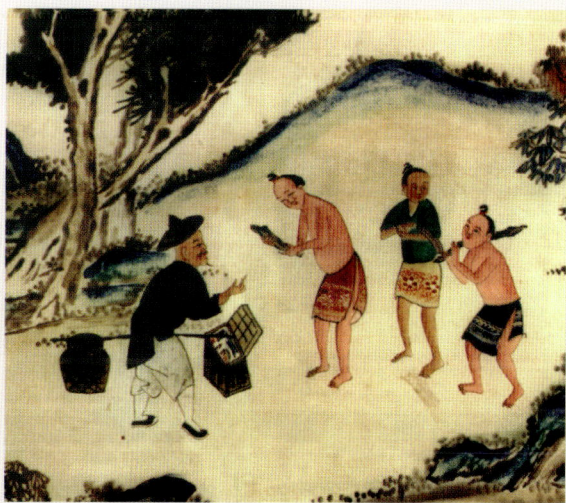

黎人售香图

沉香有十五种，其一，黄沉，亦曰铁骨沉、乌角沉。从土中取出，带泥而黑，心实而沉水，其价三换最上。其二，生结沉。其树尚有青叶未死，香在树腹如松脂液，有白木间之，是曰生香，

沉香亭

亦沉水。其三，四六分沉香。四分沉水，六分不沉，其不沉水者，亦乃沉水非速。其四，中四六沉香。其五，下四六沉香。其六，油速，一名土伽楠。其七，磨料沉速。其八，烧料沉速。其九，红蒙花铲。蒙者背香而腹泥，红者，泥色红也，花者，木与香相杂不纯，铲木而存香。其十，黄蒙花铲。其十一，血蒙花铲。其十二，新山花铲。其十三，铁皮速，外油黑而内白木，其树甚大，香结在外皮不在肉，故曰铁皮。此则速香之族。又有野猪箭，有香角、香片、香影。香影者，锯开如影木然，有鸳鸯背、半沉、半速、锦包麻、麻包锦。其曰将军兜、菱壳、雨林头、鲫鱼片、夹木含泥等，是皆香之病也。其十四，老山牙香。其十五，柔佛巴鲁牙香，香大块，刨开如马牙，斯为最下。然海南香虽最下，皆气味清甜，别有酝藉。若渤泥、暹罗、真腊、占城、日本所产，试水俱沉，而色黄味酸，烟尾焦烈。至若鸡骨香，乃杂树之坚节，形色似香，纯是木气。《本草纲目》以为沉香之中品，误矣。"

对于奇楠的定义与称谓也有很多。

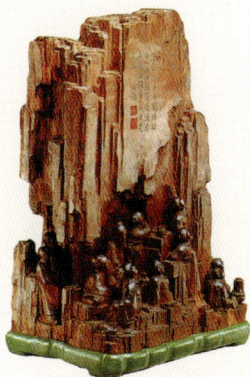

乾隆旧藏雕 金斯奇楠觥形杯
台北故宫藏

乾隆旧藏雕 香山九老
沉香山子 台北故宫藏

明代周嘉胄《香乘》："有奇蓝香上古无闻，进入中国，故命字有作奇楠、茄蓝、伽南、奇南、棋楠等不一，而用皆无的据。"

古文中对于奇楠香的描述有很多，但是，由于不系统，因此，在名称和描述上也有些混乱。

例如，《崖州志》对奇楠的描述："伽楠，杂出于海上诸山。凡香木之枝柯窍露者，木立死而本存者，气性毕温，故为大蚁所穴。大蚁所食石蜜，遗渍香中，岁久渐浸，木受石蜜，气多凝而坚润，则奇楠成。其香本未死蜜气未老者，谓之生结。上也。木死本存，蜜气高于枯根，润若饧片者，谓之糖结，次也。岁月既浅，木蜜之气未融，木性多而香味少，谓之虎斑金丝结，又次也。气色如鸭头绿者，名绿结，掐之痕生，释之痕合，按之可圆，放之仍方，锯则细屑成团，又名油结，上之上也。伽楠本与沉香同类而分阴阳，或谓沉香，牝也。味苦而性利，其香勃发，而性能闭二便，阳体阴用也，藏者以锡为匣，中为一隔而多窍，蜜其下，伽楠其上，使熏炙以为滋润。又以伽楠末养之，他香末则弗香，以其本

奇楠十八子提珠

清银地金花紫奇楠提珠

香返其魂，虽微尘许，而其元可复，其精多而气厚故也。寻常时勿使见水，勿使见燥风，霉湿 出则藏之，否则，香气耗散。"

奇楠在日本的香道里，称为"伽罗"，意为沉香中的最上品。

沉香虽好，但是在使用上也有禁忌，明清时期有记载称：

"……其中气虚，气不归元，心经有实邪者，均不宜使用。也有谓其香燥之品，辛温助热，有伤血之弊，故血虚及阴虚火旺者，皆当忌之。又因沉香其性沉而降，故气虚下陷者，也当忌用。"

《雷公炮制药性解》中认为："沉香属阳而性沉，多功于下部，命肾之所由入也。然香剂多燥，未免伤血，必下焦虚寒者宜之。若水脏衰微，相火盛炎者，误用则水益枯而火益烈，祸无极矣，今多以为平

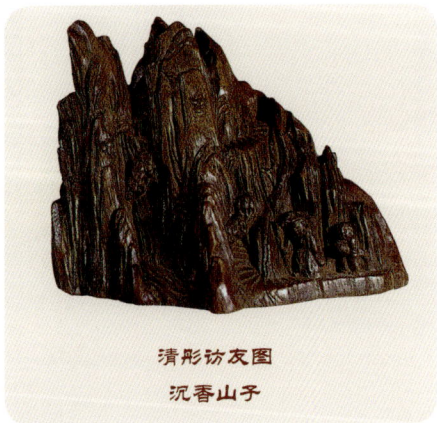

清彫访友图
沉香山子

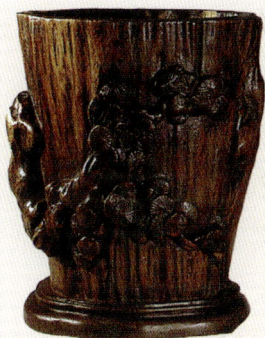

清彤 松风图
沉香笔筒

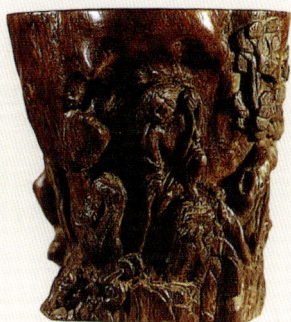

清彤 刘海戏金蟾
沉香笔筒

和之剂，无损于人，辄用以化气，其不祸人者几希。"

由此可见，沉香对于下焦虚寒者是可以使用的，如果是血虚或者阴虚火旺者，就不适合了，那样会更加助长火旺。

现代人大多阴虚火旺，因此，在沉香的使用上一定要多多注意，尽量不要长期使用单品沉香。

不同的朝代，不同的史记，对于沉香的描述、定义、名称也是不同的，到了现代，各种定义又有了些许的变化，因此，购买者还是要看到实物，再去对照名称吧，不要听名称而想象实物。

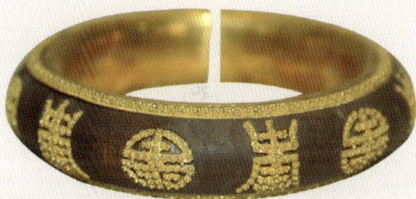

故宫收藏 奇楠镶金珠寿字手镯

日本香道中的沉香

早在一千多年前中国的唐朝，有一位伟大的僧人，把中国的文化精髓历经千难万险带到了日本，这里面包括佛教、中医药、香、茶、画、书、棋、建筑等，他就是鉴真大师。正是因为这一伟大的壮举，才使得中国的香文化得以较为完整的保存下来，使现在的人不仅从史料里了解，还能亲眼见到我们老祖宗用香的仪轨的踪迹，虽然研读历史典故可以想象当时的场景，但是，终究不如亲眼所见更加真实。

"香道"这个词来源于日本：通过眼观、手触、鼻嗅等品香形式对名贵香料进行全身心的鉴赏和感悟，并在略带表演性的程序中，坚守令人愉悦和规矩的秩序，使我们

鉴真大师像

在那种久违的仪式感中追慕前贤，感悟今天，享受友情，珍爱生命，与大自然融于美妙无比的寂静之中。

香道在日本也是一种传统文化，已经有五百二十多年的历史了，是贵族们提升自身修养的一种方式。香道与花道、茶道并称日本的"雅道"。日本最先是将中国唐宋时期用香的习惯照搬回去，但是，后来由于生活环境和条件不同，日本的香料很少，不足以满足人们的日常生活的使用，因此，日常生活中的用香没有得到大范围的推广，只在贵族、武士等高端阶层流传，而只有寺院的焚香兴盛起来。

日本对于沉香的记载最早是在飞鸟时代。在淡路岛的海边某天飘来一段木头，海边的渔民把它捕捞起来，晒干后准备当柴用，当他们将其点燃以后却闻到一股异香，因此，他们把剩余的那节献给了天皇。后来经研究证实，这个可能就是从中国南方沿海飘过去的一段沉香。

在日本香道界没有人不知道"兰奢待"这块名香的，这块香目前存放在京都的东大寺里，你有没有发现一个很神奇的现象，"兰奢待"这三个字，用繁体字写是"蘭奢待"，里面居然藏着"東大寺"这三个字。"兰奢待"自古记载是块黄熟香，也就是浮水香，含油量不是很高，常规来讲香气也不会太好，但是，这样一块黄熟香为什么会成为日本的国宝，为什么地位极高的足利义政、织田信长、德川家康在各截取了一小块后还要谦恭地写上字据？首先，它是日本最大的香，长有一米六五，最关键的一点是，它的味道是那样的不可言喻，日本用"五味"来评判沉香的味道，据说"兰奢待"是唯一一块有五种味道的香，用东京教育大学名誉教授西山松之助的赞美之词"……圆滑可口、稳静大方、完美

无瑕之上品的香气……"来形容，一点不为过。因此，最近也有
人传闻"兰奢待"竟然是块黄奇楠，我觉得，这个观点可以信赖，
否则，倒是觉得不符合常规了。更为幸运的是，我再次造访日本时，
有幸亲眼看到了德川家康拥有的那块"兰奢待"，虽然没有闻到
它的味道，但是仔细地看过了它的油线，真的是具有奇楠特点的。

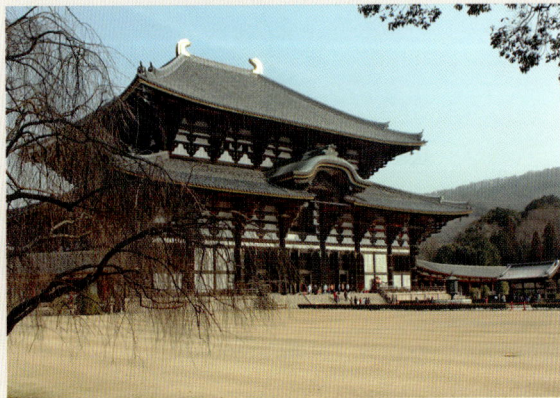

东大寺

兰奢待

　　在日本的室町时代，由当时贵族的代表三条西实隆创立了御
家流派，他也被称为日本香道之祖，这个流派的特点是香具豪华，
气氛优雅，程序烦琐，发展到现在是第二十二代家元（即掌门人）
三条西尧云。

几乎同时代，幕府将军足利尊因非常喜爱闻香，便让他的近臣志野宗信创立了日本香道志野流派，志野宗信在当时也是一位嗜茶者，并受禅的影响，致使这个流派的特点就是家学严谨，香具朴实，到现在已经是第二十代家元蜂谷宗玄。志野流香道的器具比起御家流相对朴实，但也更有文化内涵，比如：他们所用的香炉上都有孟子像、孟母像，他们崇拜中国传统文化，他们知道日本香道源自于中国，也深知日本香道里蕴涵着很多中国传统文化，比如：阴阳、五行等。

　　日本战国时期著名的政治家、军事家德川家康，在他的家里，除了有很多兵器、盔甲、奢华的服装、家具、古董以外，还有很多精美的香具、茶具和上好的沉香。其中最著名的就是从日本的国宝级沉香"兰奢待"上截取下来的一块，除了赏赠给有功的亲信和属下外，留下的那一小块，也是他极为珍爱的，他用了好几层各种纸将其包起来，最后盛放在一个锡盒里，足以显示其珍贵

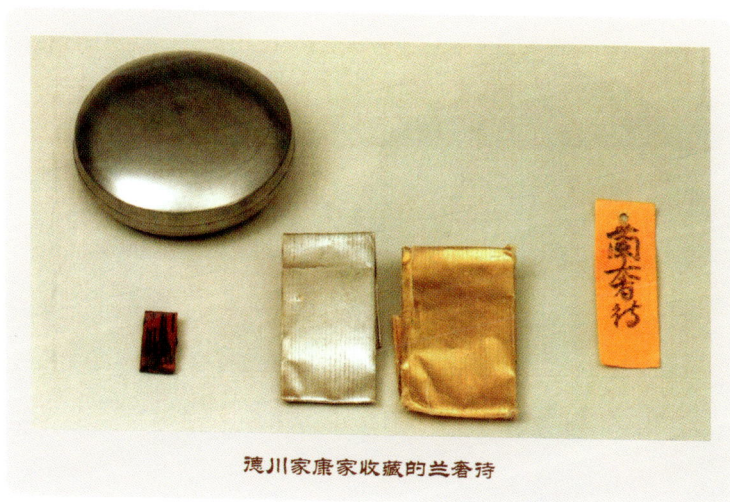

德川家康家收藏的兰奢待

性。另外，还有几块伽罗，"兰、初音、白菊、柴船、大伽罗、三吉野"也是各有韵味；另外，还有一块罗国"初春"，一块真那贺"一声"。

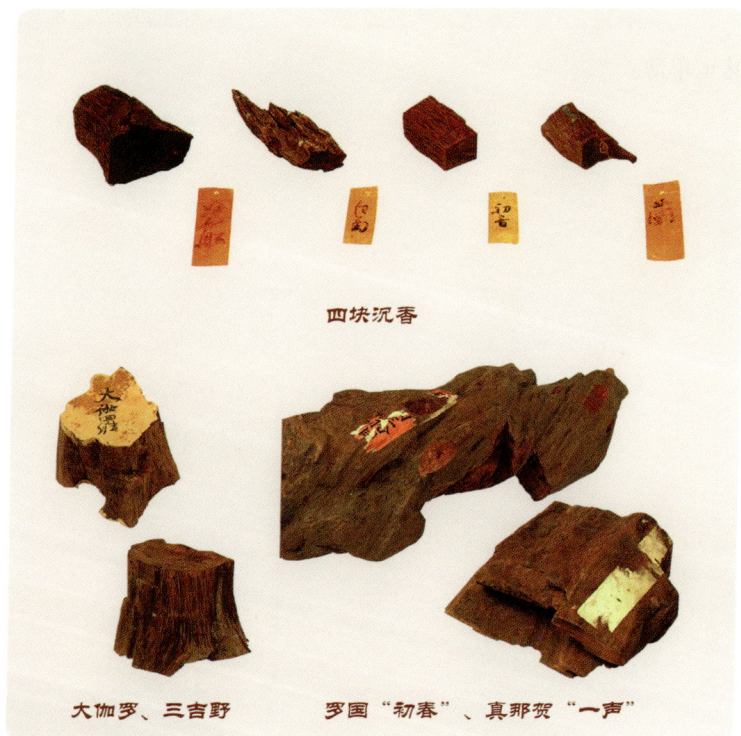

四块沉香

大伽罗、三吉野　　　　罗国"初春"、真那贺"一声"

日本用"六国五味"来为沉香分等级：

六国：伽罗、罗国、真那贺、真南蛮、左曾罗、寸门多罗，第一个是品质最好的，越往后品质越差。

伽罗：就是奇楠，多产于中国海南及越南中部，香气温婉，甜柔舒展，像贵族。

罗国：产于缅甸和泰国，香气甘阳、融合、带有苦，像武士。

真那贺：产于马六甲一带，香气轻柔艳丽，慢慢转淡，像女子。

真南蛮：产于柬埔寨、老挝，略带酸，味道肤浅，像百姓。

左曾罗：产于印度东部，咸、酸、凉，品质好的头香有点像伽罗，后逐渐转淡，像僧侣。

寸门多罗：产于印尼苏门答腊群岛，药香、苦、酸涩、无味，味道单薄。

六块日本沉香

五味就是：甘、咸、苦、辛、酸。

甘：炼蜜的味道。

咸：汗的味道，或者把海带、海藻投入火中的味道。

苦：将黄连等苦药放在锅里煮的味道。

辛：将辣椒投入火里的味道。

酸：梅肉的香气。

无味：无味不是没有味道，而是能够沟通五味。

日本人把从始至终只有一个味道的香木叫做"一味立"，具备所有味道的香木叫做"五味立"。

日本人喜欢为一些好的沉香起一个很美的名字以便记忆，叫做香铭，比如：兰奢待、薰风、浅间、京极等。

日本香店里会有几种形状的沉香以便需求不同者使用，切割沉香的工具也是专用的，非常之讲究。

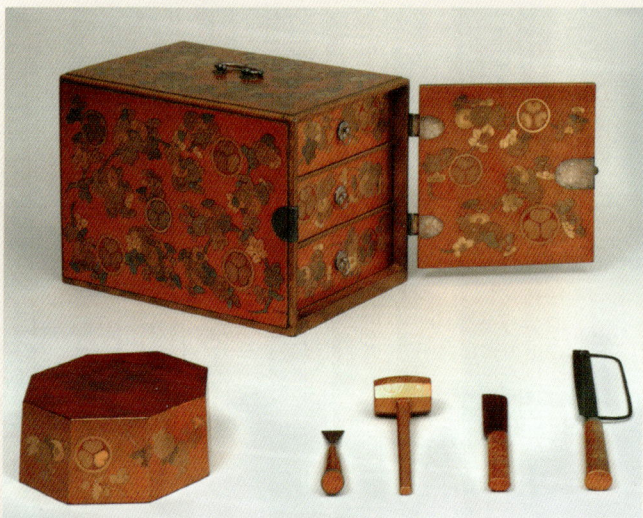

切沉香用具套装

原木：没有被切割加工过的形状。

小割：不规则的小块。

角割：小四方薄片。

刻：小碎块。

细片：碎片或碎料。

末：粉末。

就目前来说，日本所存的沉香应该是在数量和质量上均名列前茅的，但是，这些好的沉香几乎都在一些百年老香铺里，或者在一些香道名家手里，如果你去到日本香铺，在柜台里陈列的也都是一些极普通的沉香，价格也很便宜，但是，日本是禁止沉香出口的，因此，如果到日本购买沉香，少量买一些普通货，随行李携带回来还行。而且，一般很好的沉香，老香铺都是收起来的，即便展示出来，标价也是极高的，有些就是根本不想卖，仅仅陈列而已。

但是由于近几年日本经济不是很景气，加之很多父辈玩香道的人离世，新一代的年轻人又不懂，很多祖辈传下来的香具、香材流落到古董商手里，一些中国的爱香人近几年从这个渠道淘到了不少好沉香。

如果有机会去日本，可以到东京、京都、奈良、大阪等地的"古美术"店去看看，仔细淘，一定能收到一些好玩意，一不留神还能收到好沉香呢。另外，还可以通过当地的古董商联系当地的拍卖会，在那里也能寻到各种宝贝。如果你再有时间或者有缘分的话，每年日本都会有几个大型的古董交易大会，大家可以提前安排时间去一探究竟。

奇楠香

奇楠香，是沉香中的一个特殊的品类，其名称来自梵文，也经常被译作棋楠、迦南、伽楠、茄楠等，日本也叫做"伽罗"。世人以能收藏到奇楠香为荣，是有三世之福报才能拥有，并将其视为传世之宝。

奇楠的分类根据不同分法，就出现了不同的名称。

按照颜色可以分为：白奇楠、绿奇楠、黄奇楠、紫奇楠、黑奇楠。

白奇楠为生结，油线的颜色为奶油黄色，或者黄褐色，肉眼看就是一块白色的木头，没什么特殊的地方，用放大镜或者显微镜可以看得非常清楚。白奇楠的味道初香悠远甜美、好似远远走来一位美丽的少女，本香甜凉，浓郁，犹如少女在侧，尾香变为奶香，持久深远，白奇楠存量很少，市场价格也是很高的。

绿奇楠中生结、熟结都有，即便是熟结也是以结香时间不长的为多，绿奇楠的市场存量相对是最多的，它那迷人的香气倾倒了无数人，很多人喜欢绿奇楠，是因为清闻就是那么的沁人心脾，加热后的头香凉窜中带着浓郁的花香，仿佛置身于万花丛中，使人突然间有种迷失的感觉，本香，变化极大，虽凉意渐淡，但花香更加浓郁，蜜糖气味便随其中，尾香转为浓浓的乳香，挥之不去。

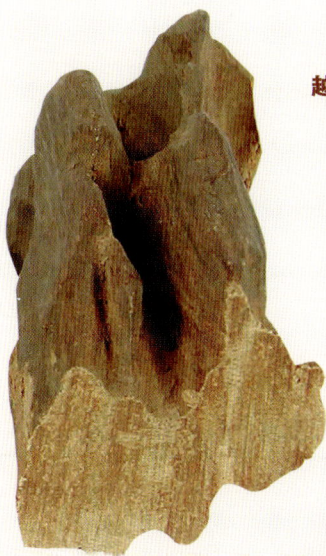

越南白奇楠

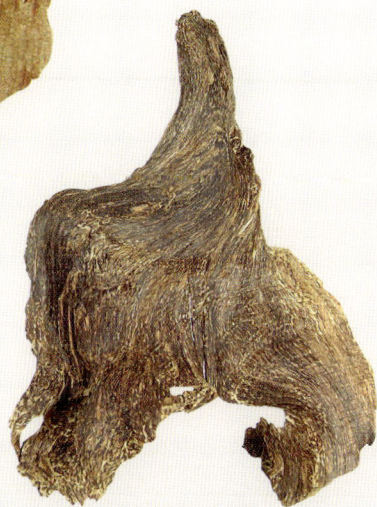

海南紫奇楠

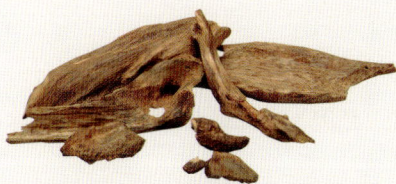

莞香绿奇楠　　　　　　莞香黄奇楠

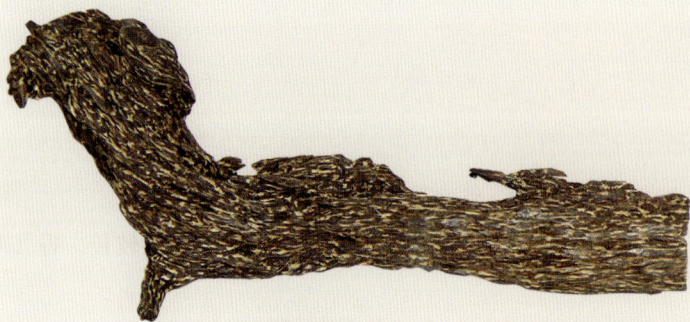

越南黑奇楠

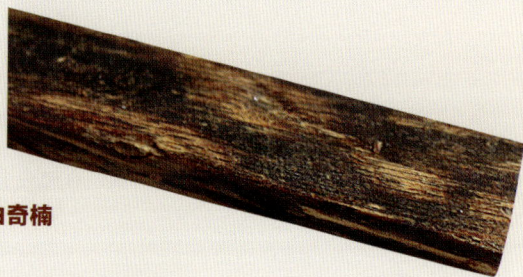

白奇楠

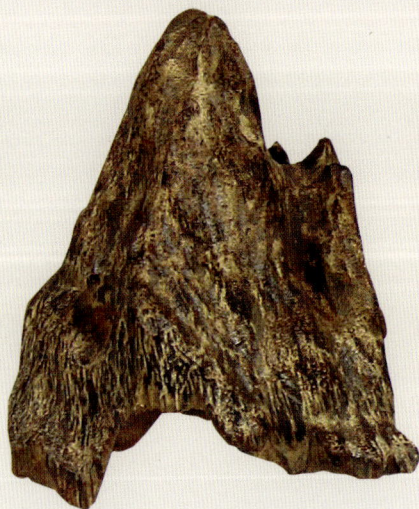

莞香黄奇楠

黄奇楠是更加纯熟的品类，因此，初香就是浓浓的甜香，一股强大的气直冲百会，使人立时为之一振，清目明心，仿佛雨天走在草原中，清凉中伴着甜美，各种青草、鲜花的气息扑面而来，而后，香气变转，仿佛冬天坐在沙发里，手捧一碗妈妈刚刚煮的红枣莲子羹，还加了蜂蜜，甜香、温暖，伴随着爱。

　　紫奇楠中熟结较多，因此，由于纯化的时间比较长，香气亦会使人感觉沉静舒爽，紫奇楠清闻内敛，不似前几种那么张扬，有些还会有桔子味，就像妈妈的爱，细腻、温暖。

　　黑奇楠的数量也很少，基本为熟结，纯化的时间也是最长的，外表黝黑，清闻香气已经霸气十足，加热后，那种感受是无与伦比的畅快，有些身体不太好的人，开始很难适应。由于他的经络不通，黑奇楠的气韵又特别足，因此，会受不了，而产生头晕、肩颈痛的感觉，如果经常闻，经络通畅了，这种现象就没了。如果是身体极好的人，在品闻黑奇楠时，会有瞬间全身仿佛通了一股暖流，一冲到脚底，即便是冬天，也会一下子全身热起来，可见其通窍效果有多神奇了。

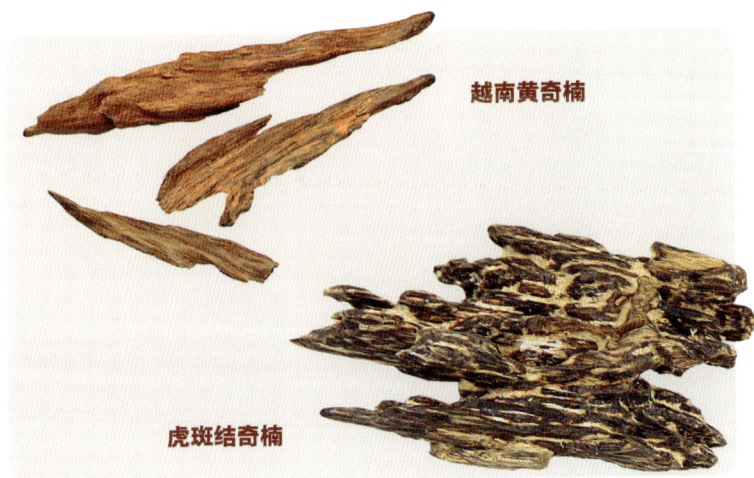

越南黄奇楠

虎斑结奇楠

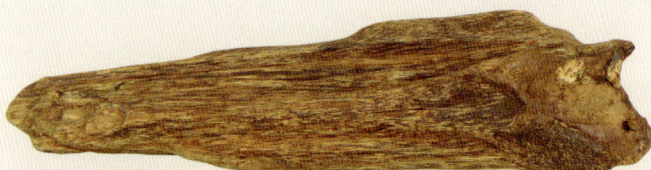

印度黄奇楠

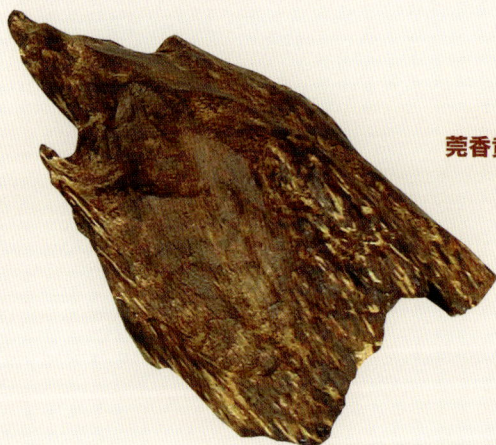

莞香黄奇楠

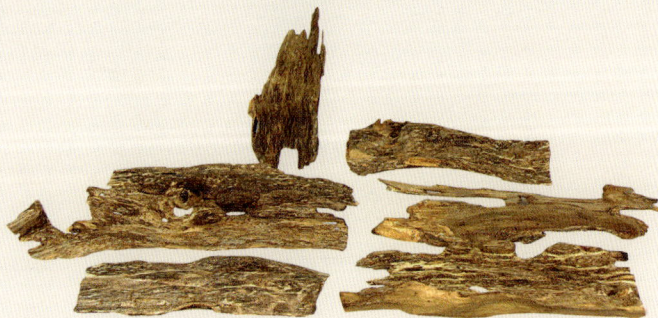

海南黄奇皮

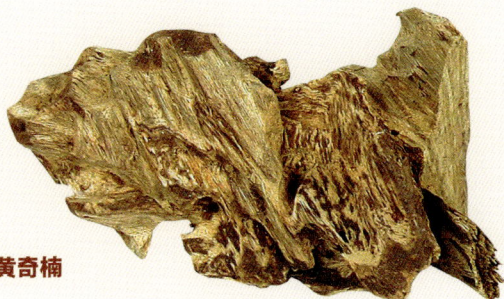

越南黄奇楠

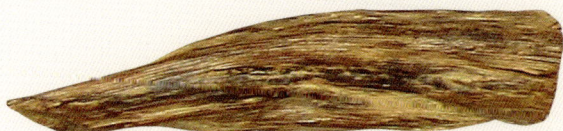

莞香黄奇楠

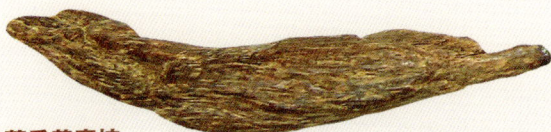

莞香黄奇楠

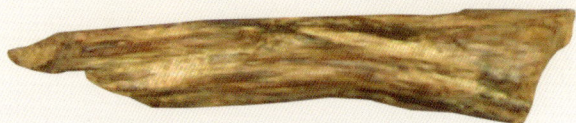

莞香黄奇楠

中国古代也把奇楠按照熟化程度，结香和含油量的不同，所呈现出来的不同外形，将其分别称为：糖结、铁结、虎斑结、金丝结、兰花结。

糖结：是奇楠中的上品，刚采下来时像黑糖一样的软糯，并且泛着黑红色的油光，时间久了，外表会变硬，尤其是在北方地区，很难保存其外表软糯的程度。

铁结：是次一级的品级，外表为黑色，质地较硬，含油量极高。

虎斑结：外表状态为虎斑状，也就是黑黄相间，有金丝纹路显现。

金丝结：木性较大，油性少，油线如金丝。

兰花结：等级较差的奇楠，颜色绿而黑。

按照结香的成因，奇楠香和沉香一样也分为几类：

1. 生结：树还在生长中，结成的香。

2. 熟结：树死后，倒在土里所结的香。

3. 倒架：枝干腐朽脱落后，掉在土里或地上所结的香。

4. 虫漏：虫蛀、蚂蚁咬噬后，所结的香。

对于奇楠香的品味，也是一种独特的感受，以下是我第一次品香的情景记录。

侍香的主人熟练地拿起桌上的香炉，从容地放上香灰，点炭，埋炭，切割，一系列不紧不慢的动作后，他把香炉靠近鼻下，一手笼着，大拇指分开，其余四指合拢，形成收口状，然后将鼻子靠近，很是享受地、慢慢地深吸了一口气，然后转头向右慢慢地呼气，再回过头来吸气，如此这般三次后，他把香炉双手递给坐在他左手的我，让我学着他的样子深吸气，并告诉我这是白奇楠。

我有点儿拘束地接过香炉，学着他的样子靠近香炉，深吸了一口气，霎时觉得一股夹带着凉甜的香气直冲我的鼻腔，随后，就像是有一股"内力"推着似的，那股香气直冲我头顶的百会穴。第一次体会到这样奇妙的感觉让我几乎吓了一跳，我赶紧掩饰着不让自己失态，将头扭到右侧呼气。稍停了片刻，我定定神，把头又转了回来，这次我微微闭起了双眼，慢慢地深吸一口气，这次的香气更加好闻，清甜中带着一种瓜韵，仿佛感觉人在百花丛中，又似瓜果满园，内心是说不出的幸福和甜美。第三次品闻时，我很想记住那香气，因此，我使尽全身力气慢慢地、一点儿、一点儿地吸气，贪心地希望这个过程尽量长些。这香气很复杂，以前从来没有闻到过这么美妙的气味，竟使我有种莫名的感动，突然觉得眼睛有些湿润，我的眼泪情不自禁地流了下来。侍香者说，品香时每人每次只能品三次，否则，一个人时间拖得太久，后面的人就闻不到这一时段的味道了。

奇楠的香气分为头香、本香、尾香，刚才我们闻过了头香，第二巡，我们开始品闻本香。这次的品闻我泰然了许多，此时奇楠散发出来的香气也如同我的状态一样，平和了下来，不像先前那么激烈，但香气依然复杂、甜美。本香的时间比头香持续的时间要长很多，又转了两圈，每次的味道都不太一样，当转到第五圈时，已经到了尾香，有股奶香气，瓜香和花香气虽淡了不少，但这若即若离的余香似乎更加令人回味。第三巡，香气虽淡雅，但是又多了些杏仁味，绵长悠远，比之前的味道更加独特，使人沉醉。

奇楠具有以下的特性：

1. 奇楠的质地是软的，切奇楠有如切皮革的感觉，切薄片时会卷曲，有点像削铅笔时那种木屑的感觉，但是，有时放置时间太久的话，其表皮也会发硬。

2. 由于奇楠里面的菌是活的，因此，在味道上，不点燃时奇楠就有很强烈的香味，用香炉薰时，会有几个阶段的变化，好的奇楠会有多达五六种的香气变化，而不止三个阶段（初香、本香、尾香）。并且，每个阶段的香气都非常优雅宜人，香气久远。很多奇楠的初香都会有很凉很窜的味道，这凉气直通大脑，可以起到非常好的开窍理气作用。

3. 嚼在口里，味道上，除了有明显的芳香感外，还有黏牙的感觉，用舌尖接触，会有辛、麻、甘、苦、酸等味道，有极强的气感直冲脑后。

4. 从价格上来说，一般奇楠极普通的每克都要几千元，好的甚至上万元。因此，市场上很多几千元甚至几百元一串的手串，不可能是真正的奇楠质地。

5. 奇楠中存在的很多物质是普通沉香中绝对没有的，因此，通过科学检测是可以判断出奇楠的。

6. 奇楠并不一定是沉水的，大多是不沉水的，只有少量含油量很高的熟结才会沉水。

据《古玩指南》记载，从前，弘一法师有奇楠香念珠一串，赠印人费龙丁。龙丁胃病发，常从珠上锉下粉末服之解疼，以致此串奇楠香念珠有数颗稍欠匀整。原来奇楠香亦是一味珍贵药材，有理气、止痛、通窍等药效。因此，奇楠在日本也是制作救心丸的原料之一，它具有非常强大的通络功效。

由于奇楠的数量比沉香还少，因此，市场上有些奇楠只是接近奇楠味道的沉香，虽然也有很浓郁的花果香，也会有些变化，但是气韵不足，奇楠的凉是一种非常特殊的，不是薄荷的那种凉，因此，有些有很明显的薄荷凉气的沉香倒是要格外留意，仔细鉴别。

沉　香

沉香，作为"香中之王，木中舍利"，其身份的高贵自古以来就不是寻常百姓可以随便得到的，古代的皇帝是因为疆土扩展到了海南及现在越南的一部分疆土后，才有了这样珍贵的香料进贡，自从唐宋以后，沿海贸易的不断发展，使这种稀有的香料得以在文人、士大夫阶层享用开来，其药用价值、和香的重要性、品香价值才得以大大的体现。

一、沉香的定义

沉香又称沉水香，古时称为"沈香"，是由多科属（瑞香科、橄榄科、大戟科、樟科）的不同种的树木（鹰木树、莞香树、蜜香树等十几种树）长到一定树龄后（至少 10 年以上），当受到外界的伤害（人为刀劈斧砍、蚁虫蛀咬、雷劈台风等）后，树芯中会分泌出树脂来愈合伤口，再经过真菌感染后，慢慢结成一种次生代谢物，这里面混合了木质、树脂、沉香醇、挥发油等。

古代人仅仅将可以沉到水底的称为"沉香"，浮水的或者半沉的称为"黄熟香"和"栈香"，而到现在，人们把凡是结香的材料都统一叫作"沉香"。

沉香与沉香木的区别是，在古代将沉香中结油到有结晶程度的称为沉香，把木质含量比较多的称为"沉香木"，而现在市场中，将可以结沉香的白木称为"沉香木",也就是说,目前市场中的沉香木制品均为没有结油的白木。

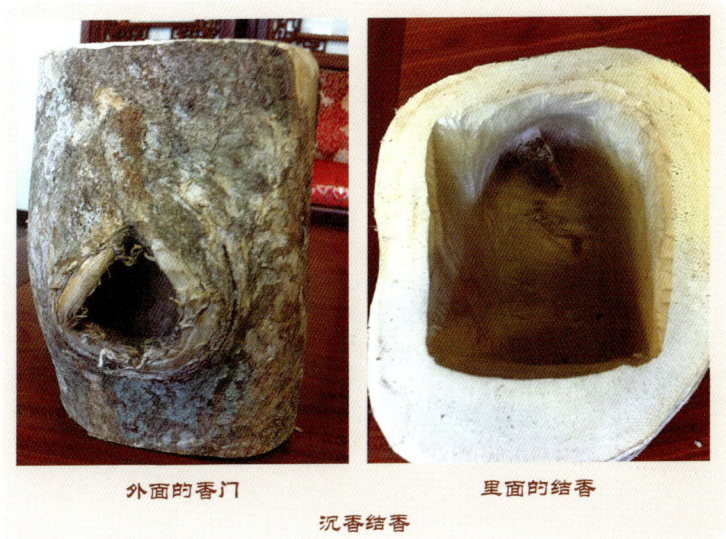

外面的香门　　　　　　里面的结香

沉香结香

二、沉香的产地

沉香的产地在全球中仅限于一个很小的范围,主要集中在中国、越南、老挝、印度、柬埔寨、印度尼西亚、马来西亚等热带、亚热带地区。

沉香的分类和名称很多,同一块沉香可以有好几个名字。

比如:一块香,产地名称:芽庄(越南产区);形成原因名称:虫漏;含油量的名称:栈香。

很多朋友会把"水沉"和"沉水"搞混,其实这是两种不同种类的分类的名词,"水沉"是沉香在结香后淹没在水里或沼泽里,木质慢慢腐烂掉剩余的精华部分。"沉水"是此香的含油量已达到可以沉到水底的程度。

沉香之所以被称为"香中之王",位列"沉檀龙麝"之首,一是因为它内含 200 多种芳香因子，且稳定性极好，在不加热的时候香气很淡，加热后香气四溢，且发香的持久性很好。二是只有沉香才会有不同产地不同香气，不同形成原因不同香气，甚至可以这么说，每块不同的沉香味道都不一样。即便是同一块沉香，如果体积比较大的情况下，不同部位的香气也是不一样的。三是由于结香期长，少则几十年，多则上千年，而且产量极少，因此，价格昂贵，具有收藏的价值。

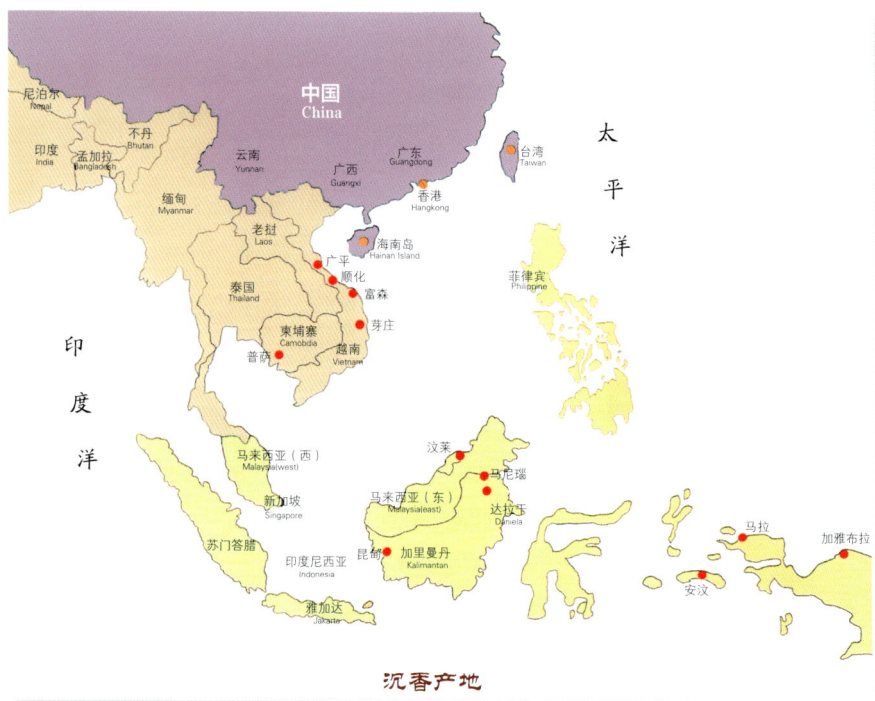

沉香产地

三、沉香的分类

按照香气分为：

惠安味系：沉香味道比较甜美，并且具有辛、凉、奶香、花香、果香、蜜香等特点。惠安也是越南古镇，自古就是沉香集散

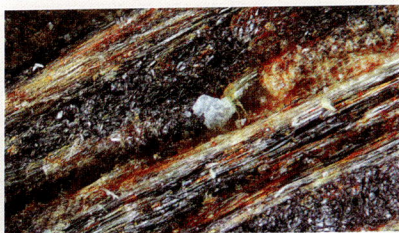

加里曼丹

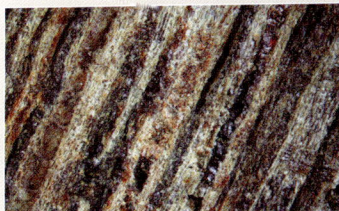

红土

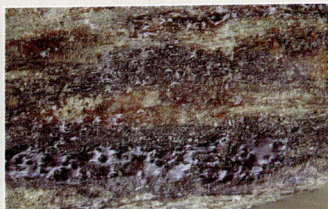

芽庄

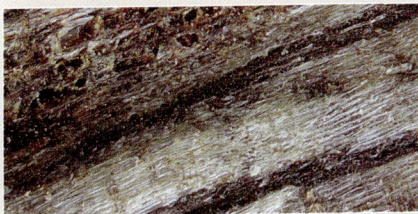

虫漏

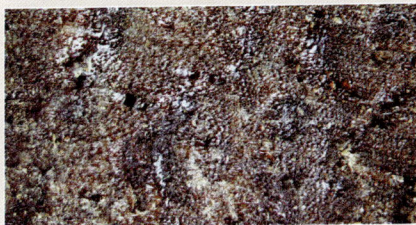

惠安壳

高倍显微镜下的沉香

地，这周围产区的沉香都是在这里交易。

惠安味系的沉香产地包括：

中国、越南、柬埔寨、老挝、缅甸、印度、泰国等。

其中：中国区内包括：海南、香港、广东、广西、云南等。

越南区内包括：惠安、芽庄、顺化、岘港、富森等。

星洲味系：沉香味道比较深沉、浓郁、腥烈，"星洲"是古代对新加坡的称呼，新加坡现在基本没有沉香出产，只是一个沉香的集散地，一般马来西亚和印度尼西亚等地的沉香大多在这里交易。

星洲系包括：马来西亚、印度尼西亚、巴布亚新几内亚等。

其中：马来西亚包括：东马来、西马来。

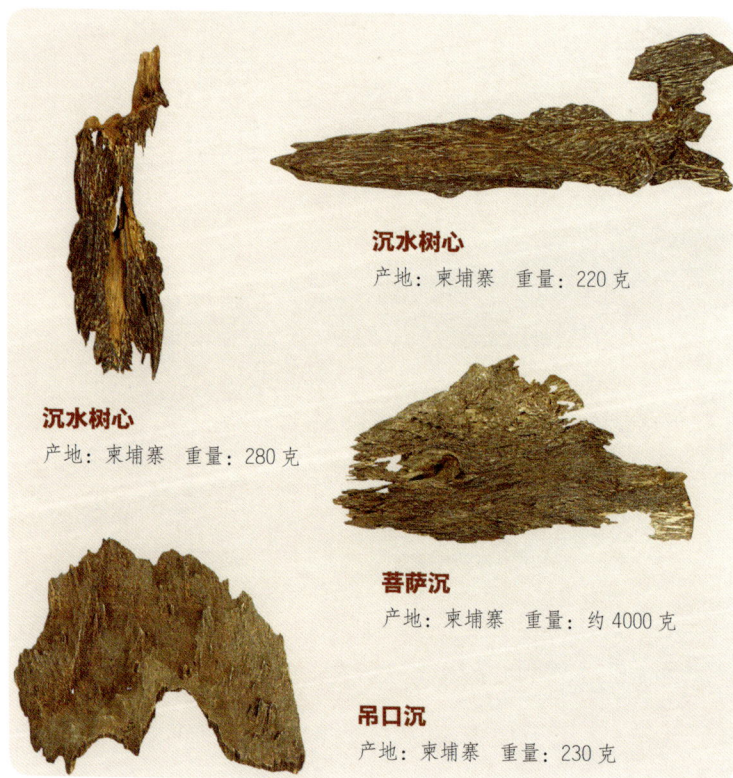

沉水树心
产地：柬埔寨　重量：220克

沉水树心
产地：柬埔寨　重量：280克

菩萨沉
产地：柬埔寨　重量：约4000克

吊口沉
产地：柬埔寨　重量：230克

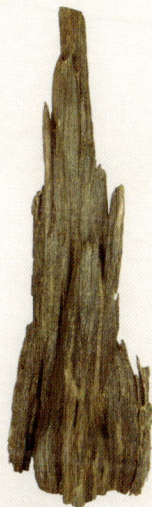

富森红土

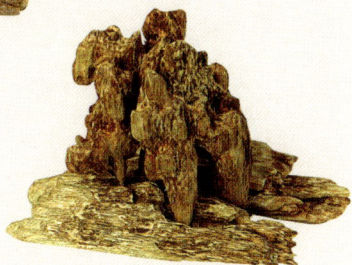

马来西亚沉香

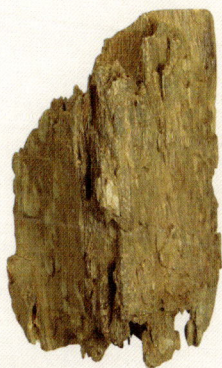

菩萨沉
产地：柬埔寨　重量：约8000克

泰国沉香
产地：泰国　重量：约1000克

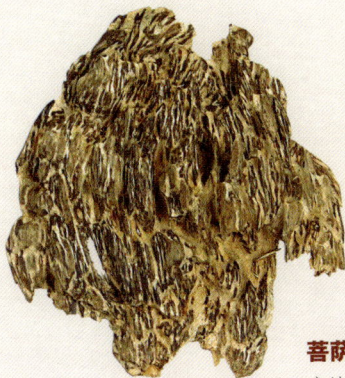

菩萨沉
产地：柬埔寨　重量：420克

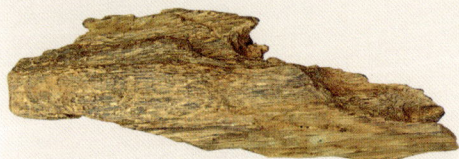

树心
产地：柬埔寨
重量：217 克

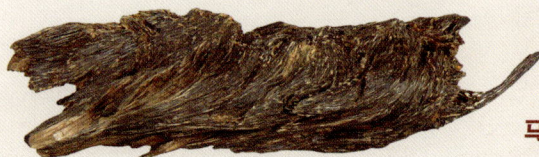

泰国沉香

马来西亚沉香

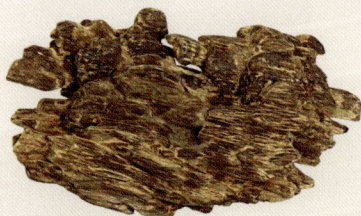

熟结
产地：柬埔寨
重量：350 克

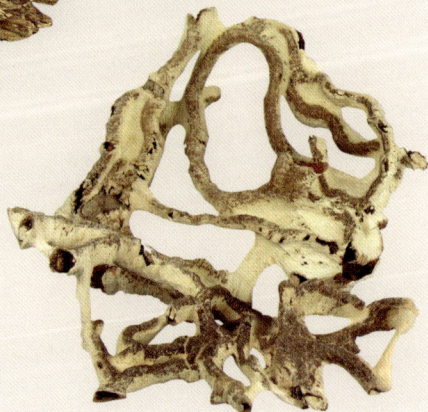

树根虫漏
产地：海南
重量：约 1000 克

包头
产地：海南
重量：35 克

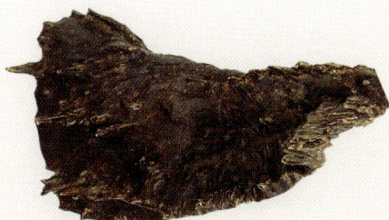

熟结树节
产地：老挝
重量：1032 克

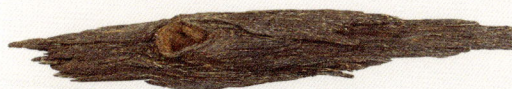

熟结
产地：海南
重量：210 克

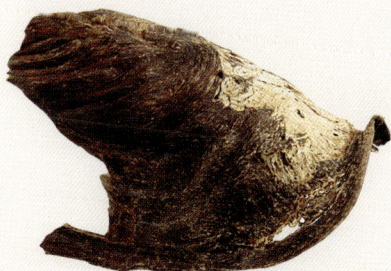

黄蜡沉
产地：海南
重量：1034 克

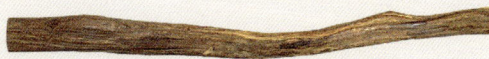

树干
产地：海南
重量：140 克

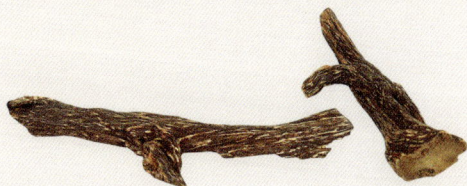

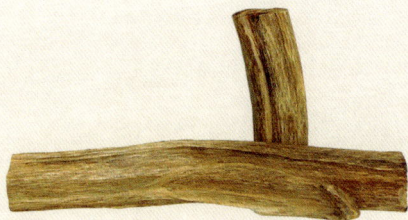

树心

产地：海南　重量：600 克

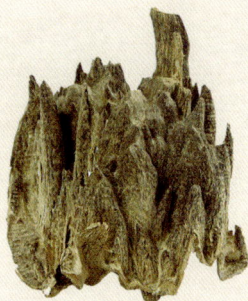

生香

产地：莞香　重量：307 克

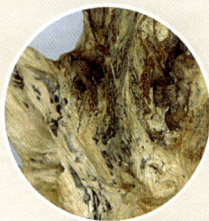

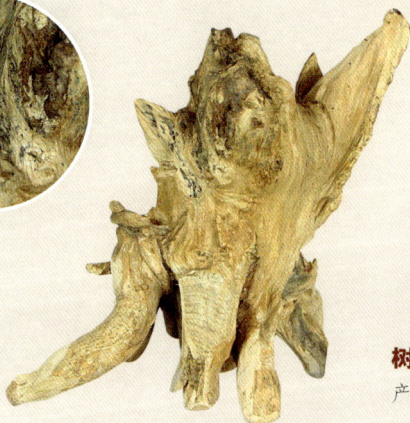

树头

产地：海南

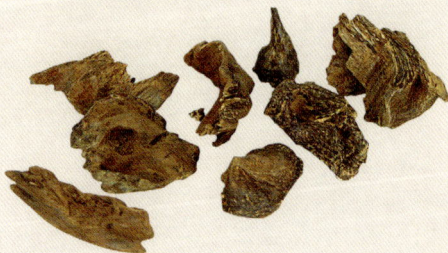

脱落

产地：海南　重量：160 克

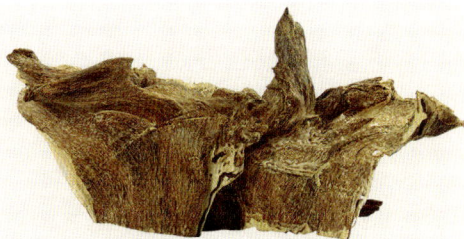

树头
产地：莞香　重量：1110克

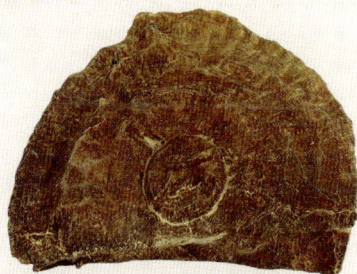

树根
产地：莞香　重量：900克

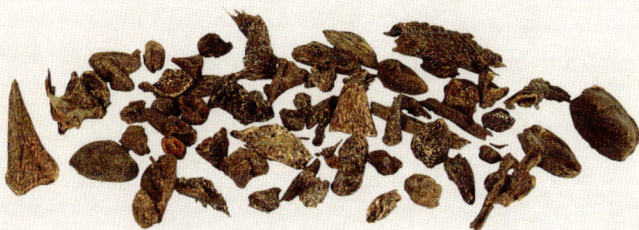

包头
产地：莞香　重量：160克

沉水熟结
产地：印尼　重量：共约1000克

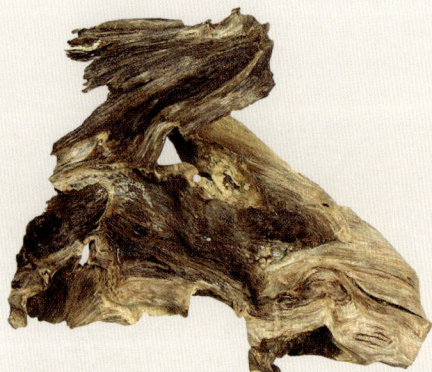

沼沉
产地：莞香　重量：980克

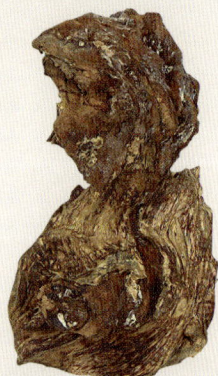

摆件
产地：莞香　重量：240克

沉香眼
产地：越南　重量：450克

沉香眼
产地：越南　重量：400克

树根横纹

　　产地：越南　重量：984克

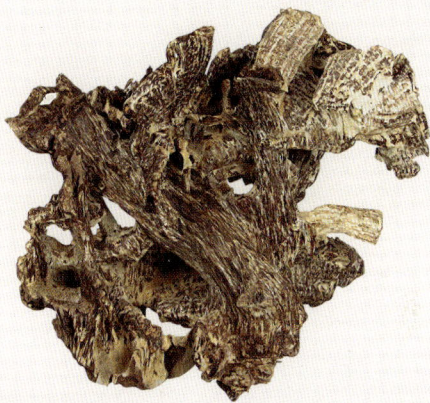

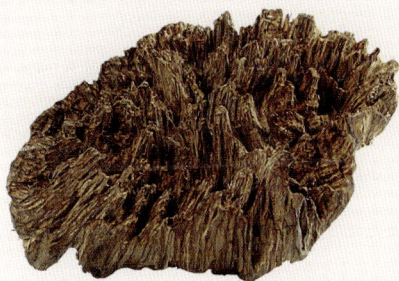

倒架树头

　　产地：越南　重量：1400克

惠安熟脱

　　产地：越南　重量：2020克

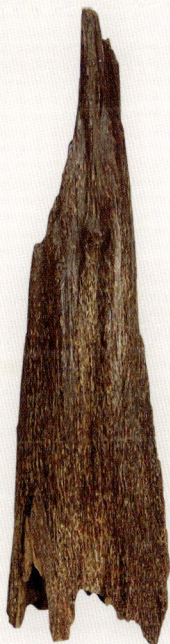

倒架树心

产地：越南

重量：706 克

沼沉

产地：越南　重量：820 克

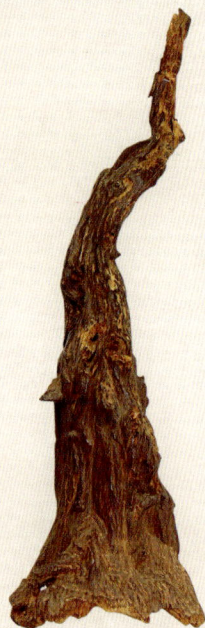

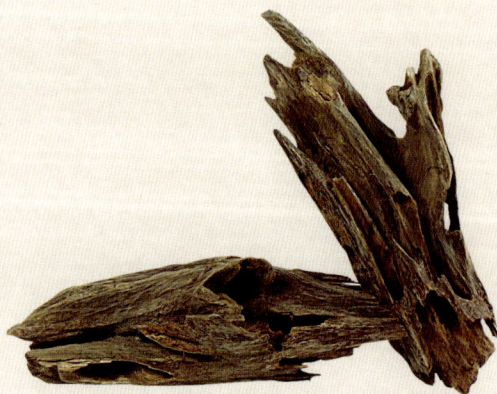

芽庄老黄腊

产地：越南　重量：950 克

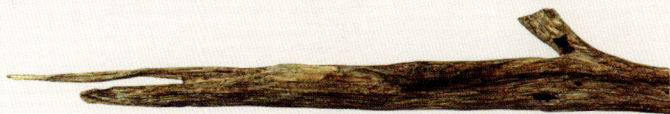

老黄腊
产地：越南　重量：240克

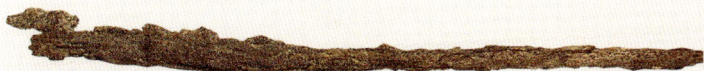

金兰湾树心
产地：越南　重量：963克

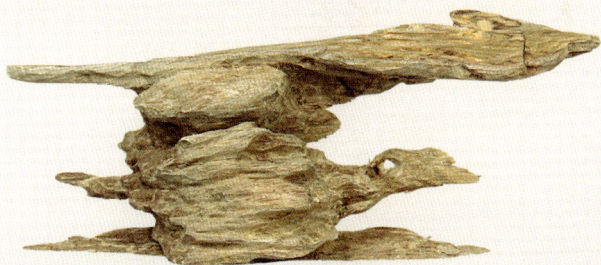

菩萨
产地：柬埔寨　重量：879克

印度沉香

印度尼西亚包括：

1. 加里曼丹岛：加里曼丹、达拉干、马尼瑙、三马林达。

2. 伊里安岛：伊里安、马拉OK、查亚普拉、苏朗。

3. 安汶岛。

4. 苏拉维西岛。

5. 苏门答腊：亚齐、北干巴鲁。

按照形成原因分为：

生结：结香在活树上，香木结油尚浅，尚未褪尽木质。

熟结：结香在活树上，结油丰厚，木质已风化殆尽；另外一种是因外力而使香木倒于地上、水里或土里，经年累月，风吹雨淋后，最终留下的以油脂为主的凝聚物。

倒架：也叫脱落，树木腐朽后形成的香。

虫漏：也叫蚁沉，由于蚂蚁、树虫对树木的咬噬伤害，所形成的沉香。

按照结香的环境分为：

土沉：结香后被埋在土里，木质慢慢被腐蚀掉，剩余的部分。

水沉：结香后被浸在水里，木质慢慢被腐蚀掉，剩余的部分。

按照含油量分为：

浮在水面的香称为：浮水香、黄熟香。

半沉半浮的香称为：栈香、笺香、弄水香。

沉到水底的香称为：沉水香、沉香。

按照形状分为：

牙香：形状像马的牙齿，体积小。

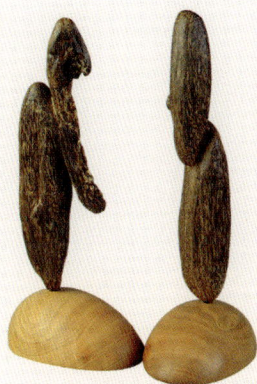

马尼瑙沉香

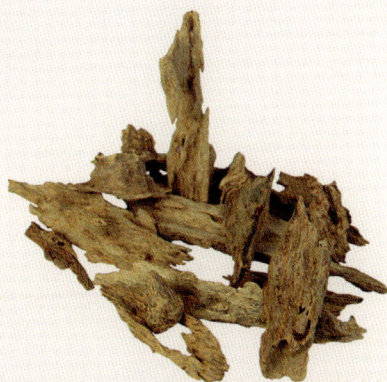

文莱沉香

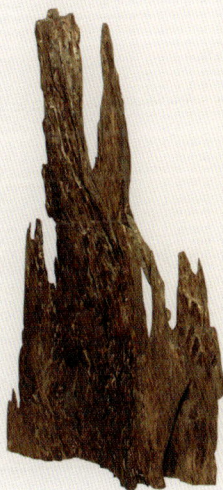

印尼红土

倒架

产地：柬埔寨　重量：948 克

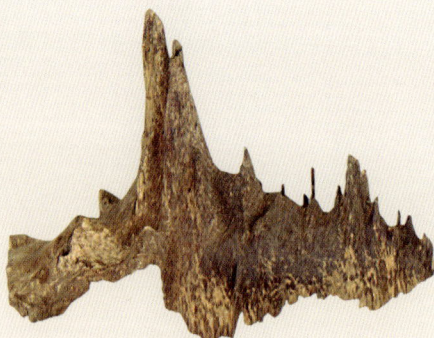

倒架
产地：莞香
重量：230 克

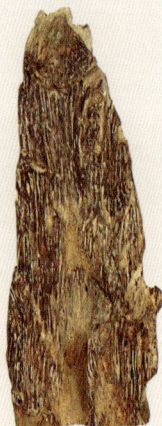

菩萨
产地：柬埔寨
重量：800 克

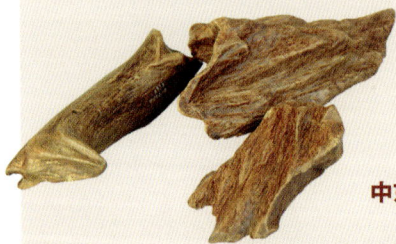

中东回流料

菩萨
产地：柬埔寨
重量：约 5000 克

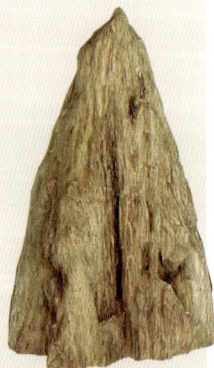

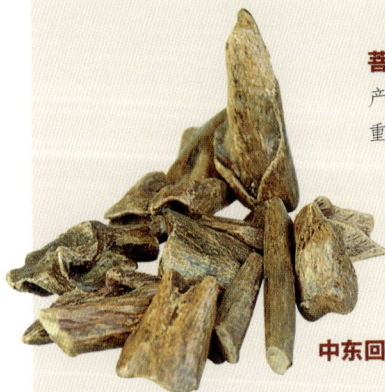

中东回流品香料

叶子香：薄片状。

鸡骨香：壁薄、空心，形状类似鸡骨。

光香：外表如枯涸的山石，多作为摆件。

水盘头：体积很大而质地较软。

马蹄香：圆形、厚实，形似马蹄状。

树心材：长在树心里，长条状，结油多，质地密实。

按照古代对国产、进口香分为：

国产香：土沉香。

进口香：海外香。

按照结香的部位可以分为：

包头：树干横断面结香的部位。

树根：贴近根部的结香。

树头：在整棵树的最上方。

吊口：树干斜向受伤，长期被雨淋，腐蚀过后，出现的结香。

树心：树心部位结香。

钩丝：紧贴着结香部位的那层白木。

皮油：树皮结香部位。

四、沉香的作用

沉香的用途有很多种，但是归结起来比较重要的有七种：

1. 药用：沉香自古就是一味重要药材，沉香味辛、苦，性微温，具有行气止痛、温中助阳、纳气平喘、降气除燥、暖胃养脾、顺气止呕等功效。《本草备要》谓之"能下气而坠痰涎，能降亦能升"，"暖精助阳，行气不伤气，温中不助火"。《大明本草》谓之"调中补五脏，益精助阳，暖腰膝"，用于胸腹胀闷疼痛、胃寒呕吐呃逆、肾虚气逆喘急。

沉香有"药中黄金"之称，也是地道的五大南药之一。在医疗上还用作治疗精神疾病，比如：神经官能症、神经强迫、分裂症和神经衰弱症的药物。

日本临床试验研究证明，沉香是治疗胃癌的特效药和很好的镇痛药。目前，以沉香组方配伍的中成药有160种，如：沉香化滞丸、沉香养胃丸、沉香化气丸、沉香永寿丸、八味沉香片等。

在民间，人们用沉香冲水喝，可以用于肠胃功能紊乱、润肠通便、肝病、皮肤病、祛风、催情、利尿等。

沉香还有非常好的消炎功效，例如：身上有上火的包，蚊子叮的包，牙龈肿、口腔溃疡等，抹上沉香油据说都很有效。

用沉香与其他中草药炮制后，按照配方泡酒，也有很好的养生功效，例如：紧肤、净肤、皮肤表面的肿瘤、女性乳腺增生均有明显的疗效。

2. 净化空气、改善气场：沉香不仅具有非常悦人的香气，而且还具有杀菌的功效，因此，可以非常快速地把室内的空气净化，使人在一个良好的环境里，身心得到愉悦、放松，可以使人的气下行，起到很好的静心功效。

3. 祭祀礼教：沉香是目前世界上唯一的一个五大宗教（佛教、道教、犹太教、天主教、伊斯兰教）都崇尚和使用的香料，每个宗教使用的方法不同。

佛教：佛教里用沉香做佛像、佛珠、浴佛、祭拜。

道教：道教用沉香静心、修炼，也是通感神人，传达祈求仙人赐福的启请与意念。

犹太教：在犹太教里，他们对给神供奉的香品有严格的规定，因为那些香料象征了神在神殿中的显现，因此，不允许焚烧规定以外的香料，那也是对神佛的不敬。

天主教：沉香是天主教使用的香料之一，其他还有乳香、没药、藏红花、苏合香、甘松。他们在各种重大的仪式中焚烧香料，是对圣徒功业的虔敬之意，并希望自己的祈祷可以达到天庭，《圣经》记载"香就是众圣徒的祈祷"。

伊斯兰教：他们认为人最终会进入天堂，而天堂是四处弥漫着香气的圣地，因此，他们用香和泥涂清真寺的墙，熏烧沉香。

4. 镇宅避邪：沉香的香气可通三界，可以驱退邪恶、鬼怪。

5. 调和心境：沉香因其独特的药用功效，可以使人平和、舒缓紧张的神经、促进睡眠、镇痛，可以使人在短时间里平复激动的心情。

6. 配制和香：沉香作为配置和香的一味非常著名的香药，一般处于"君臣佐辅"中的君药，处于非常重要的位置，中国古代香方中，有很大一部分都是沉香作为君药的。

7. 调制香水：沉香中提炼出来的沉香油是配制香水非常好的定香剂，它可以使一款香水延长香气散发的时间，并且，时间越久香气越醇厚。

五、奇楠香与沉香的区别

1. 在质地上，沉香结油是从外往里结，所以，皮面油总比里面含油量高，而奇楠香属内结油，越往里面油量越高；另外，奇楠香的质地比较软，沉香质地坚硬，用刀割都很费力，而奇楠香却不相同，切奇楠香有如切皮革的感觉，切薄片时会卷曲，有点像削铅笔时那种木屑的感觉，但是，放置时间久了，其表皮也会发硬。

2. 在味道上，由于沉香内的菌是死的，在不点燃时香气清淡，点燃后香气浓郁，一般沉香的味道只有一种，而不是变化的；而奇楠香内的菌是活的，在不点燃时就有很强烈的香味，用香炉薰时，会有（初香、本香、尾香）三个阶段的变化，好的奇楠香气可以长达十几个小时甚至二十几个小时。并且，每个阶段的香气都是非常优雅宜人，香气久远，很多奇楠香的初香都会有很凉、很窜的味道，这凉气直通大脑，起到非常好的开窍理气的作用。

3. 在口味上，切一点奇楠香，放在嘴里，除了有明显的芳香感外，还有黏牙的感觉，用舌尖接触，会有辛、麻、甘、苦、酸等味道，有极强的气感直冲脑后，沉香则没有那种麻辣感。

4. 从价格上来说，沉香每克在几十元、几百元，最好的也就两三千元（仅仅是目前的价格），一般奇楠香每克都要几千元，好的甚至几万元。

5. 沉香从结香的原因来说和奇楠香不同，沉香通常是外部受伤，属外部感染而结香，而奇楠香通常没有外伤口，多为树心内部感染真菌形成内结香。

惠安系的沉香

惠安系沉香主要包括：中国、越南、柬埔寨、老挝、泰国、缅甸、印度等地，由于诸多原因致使在中国市场上有些产地的沉香已经极少见到了，比如泰国、缅甸、印度，因此，本章节中仅介绍市场上比较多见的一些产区的沉香。

中国沉香

中国的沉香产区仅在海南、广东、广西、香港、云南、台湾，主要有两种沉香，白木香（也称土沉香）和云南沉香。

海南沉香

海南岛，自然气候极好，山青水美，黎母山、尖峰岭、霸王岭等都是沉香最适合生长的地区，李时珍《本草纲目》就有"占城（今越南）不若真腊（今柬埔寨），真腊不若海南黎峒。黎峒又以万安黎母山东洞者，冠绝天下，谓之海南沉香一片万钱"的描述。

由于海南岛属于赤道带、热带海洋性季风气候，属于热带雨林。而沉香的生长是需要在北纬24度以南，海拔在1000米至低海拔丘陵，温度在37度到3度之间，因此，海南的整体气候及地理条件都是适合沉香生长的。《崖州志》中称沉香在海南是"太阳之精液所发"。

这样的天然条件造就了海南沉香的味道清香怡人，花香、果香集于一身，古人称其为"木蜜"，具有天然蜜糖的味道。古人屈大均在《广东新语》中提到："然海南香虽最下，皆气味清甜，别有酝藉。若渤泥（今加里曼丹）、暹罗（今泰国）、真腊（今柬埔寨）、占城（今越南）、日本所产，试水俱沉，而色黄味酸，烟尾焦烈。"也就是说，即便是海南香中比较差的，也比其他地区的沉水级的香要好很多。古人用"莲花、梅英、鹅梨、蜜脾"来形容海南沉香的味道。

苏东坡在《沉香山子赋》里描述海南沉香："……独沉水为近正，可以配詹匐而并云。矧儋崖之异产，实超然而不群。即金坚而玉润，亦鹤骨而龙筋。惟膏液之内足，故把握而兼斤……"

海南沉香也称为土沉香，大块的很少，因此，大的雕件或者沉水108颗的手串几乎很难找到。至于价格，从古至今都是很贵的，古时在产区就要"一牛博香一担，归自择选得沉水十不一二"，在经济发达地区"海南沉香一片万钱"。到了今天，海南野生沉香越来越少，很多藏家入手就不会再出了，致使目前市面上真正好的海南沉香都要几千元一克，而且，有时手里有钱都找不到好香。

广东沉香

广东地处中国南部，尤以东莞为沉香交易中心，故也得名"莞香"。莞香之所以兴盛，主要有两个原因：一是地理环境，二是种植技术，当地人深知春天气候潮湿，采收的莞香多水汽，夏天气候炎热，采收的香较干燥，只有秋冬季，气候转凉，精华内敛，

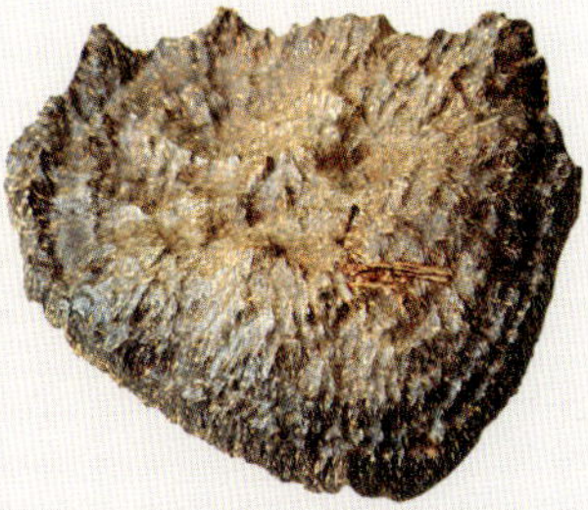

海南沉水包头

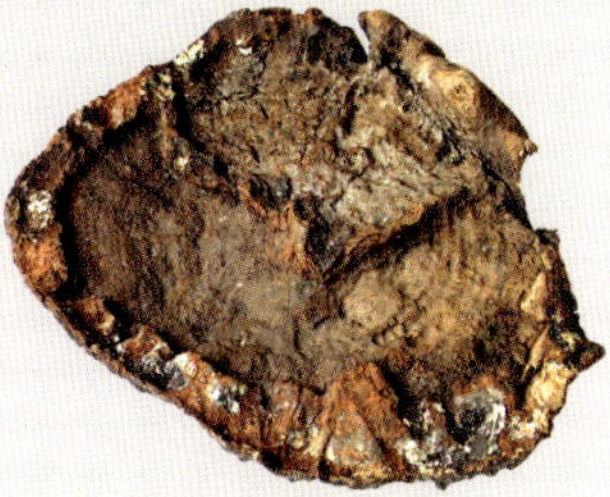

海南沉水包头

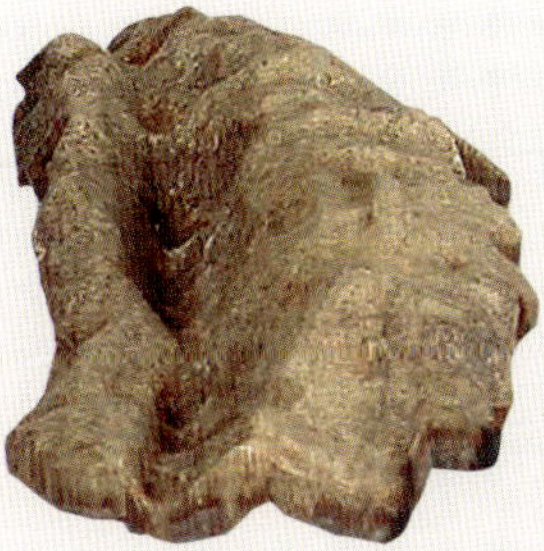

海南黄土沉

海南沉香

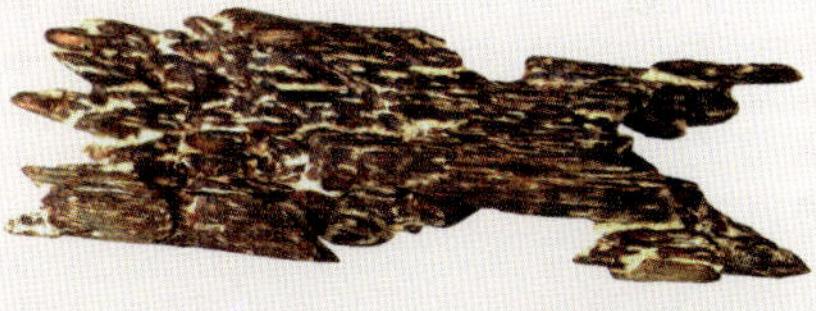

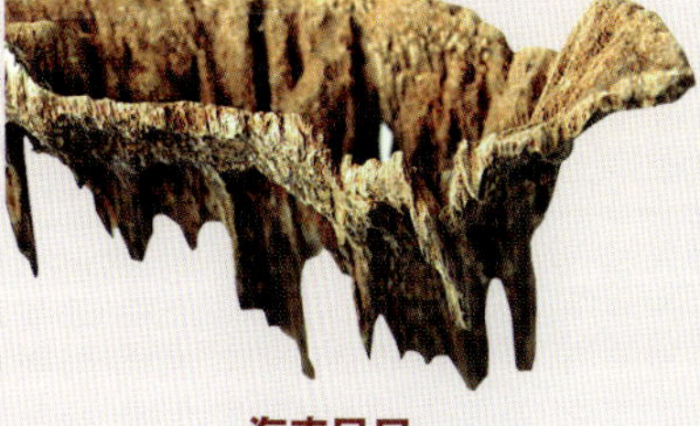

海南吊口

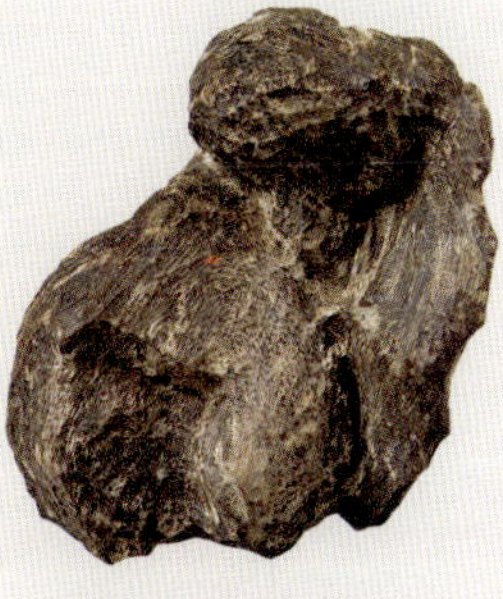

海南尖峰岭沉水

生香
产地：海南
重量：350 克

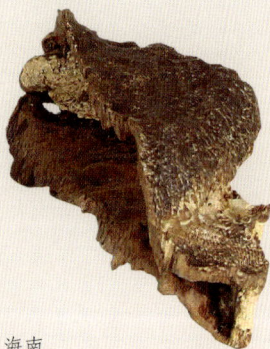

包头
产地：海南
重量：160 克

熟结
产地：海南
重量：220 克

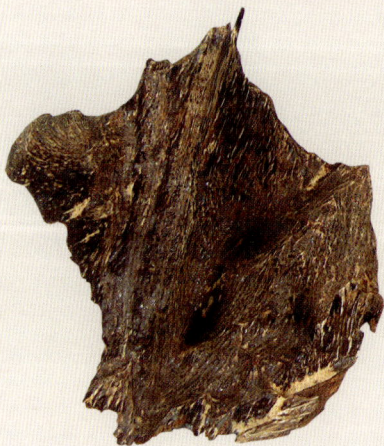

熟结
产地：海南
重量：36 克

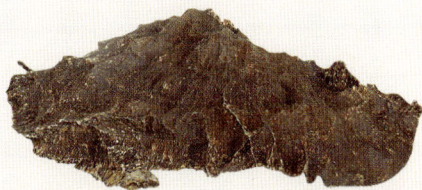

沉水树心结香
产地：海南
重量：18克

包头
产地：海南
重量：240克

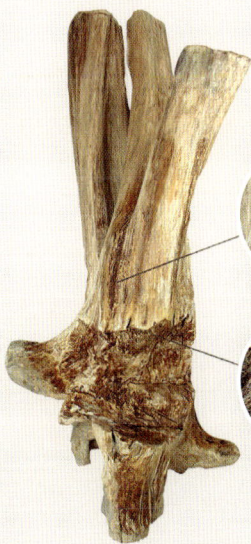

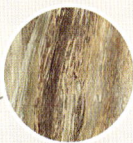

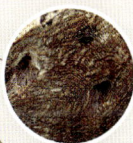

树根
产地：海南
重量：146千克

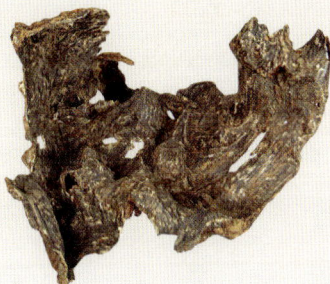

熟结
产地：海南
重量：140克

香气最为纯正。

清朝的吴绮在《岭南风物记》中对莞香的描述："女儿香，出东莞县马蹄岗、金桔岭、默林、百花洞诸乡，离城四十里，土人采香归家，女儿拣选，拾其精者而藏之，故有女儿之名。栽种于清明未雨之前，收成于二三十年之后，必祖孙父子相继为业，略无近功……香之身出地上者，名曰白木香，能辟秽、去潮湿。香必种十余年之久，然后伐其正身之白木，就其正身之近地凿孔开香门，香经伐之后，则枝叶旁抽，而婆娑益茂，经开香门之后，则香气随雨露所渍，趋结于头之下矣。初年，于香门穴中凿采一片，覆以纯黄洁土，次年则可得二三片，年愈久则根头宽洞成窝，出香愈多，而味愈永，名曰牙香，其形状如马之牙也，俗人亦呼为香头牙。香中去其连头，盖底枯槁白木而存留其纯粹者，曰选香，谓经拣选过也，选中又选，其生结、穿胸、黑格、黄熟、马尾浸者，为最上，即女儿香矣。其次水熟、白纹、藕衣纹者，烧时虽香，微带酸气如沉速，不足贵也。"

莞香，也称"女儿香"，香农在采香后由家里的女孩子理香，她们就会偷偷藏一些比较好的香，拿去换成脂粉，有收藏者再从卖胭脂处买回，并作为佳品收藏。

莞香生长在缓坡、丘陵等一些海拔不是很高的地方，这些地方水质一般都比较好，因此，莞香普遍微凉，闻起来香气宜人，清甜之极。莞香多为人工种植，因此，没有海南野生香的质量好，但在大岭山、寮步镇、虎门镇仍有少量野生沉香树得以完好地保存。

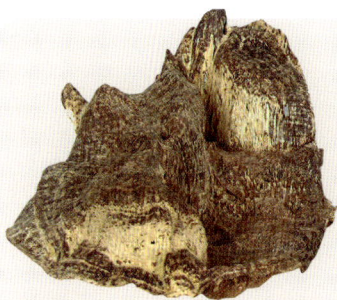

包头
产地：莞香
重量：220 克

摆件
产地：莞香
重量：180 克

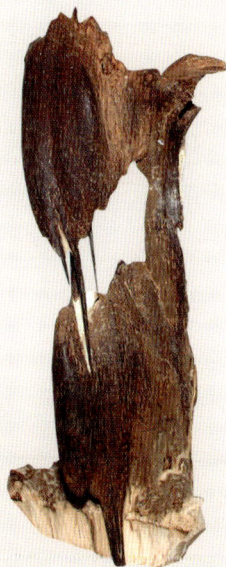

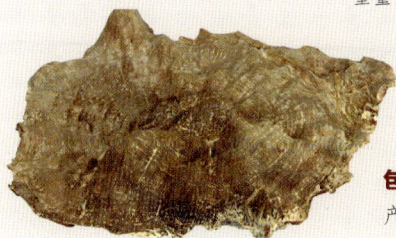

包头
产地：莞香
重量：1010 克

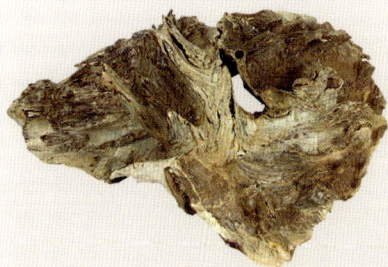

树头
产地：莞香
重量：约 1000 克

树头
产地：莞香
重量：900 克

潘奕辰讲沉香

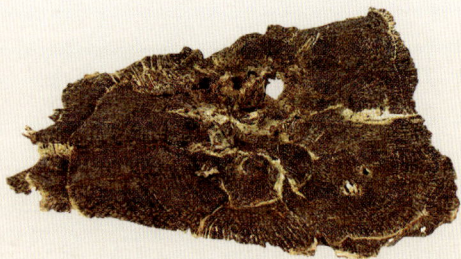

包头
产地：莞香
重量：330 克

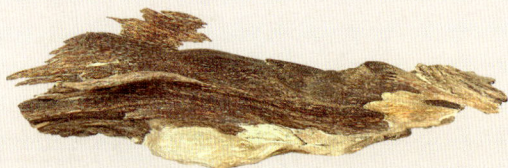

莞香摆件
产地：莞香
重量：280 克

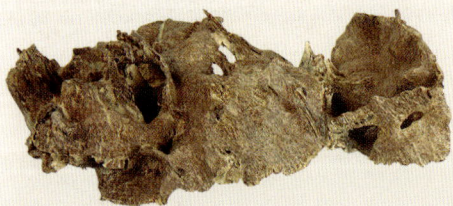

包头
产地：莞香
重量：180 克

包头
产地：莞香
重量：160 克

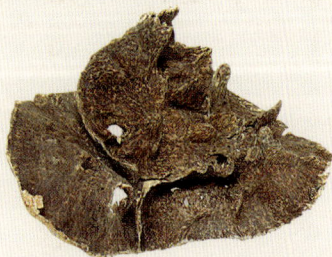

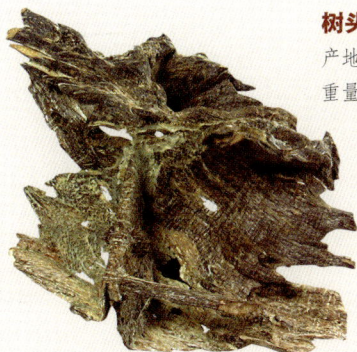

树头
产地：莞香
重量：260 克

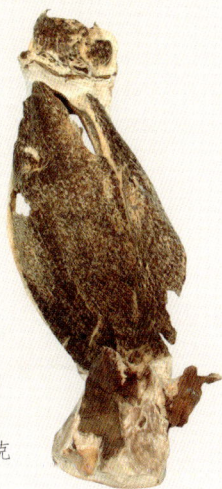

摆件
产地：莞香
重量：110 克

香港沉香

香港位于中国的南部沿海，自古香港属于广东管辖，因产香和香料贸易港口而得名。香港的沉香为土沉香，结香的树为白木香，也称牙香树，属于瑞香科。

香港沉香属于品香的上好选择，香气中带着凉意，还有那不可或缺的甜，因地处海洋之间，因此，还会带有些海水的腥，但这种腥与印尼沼泽里的土腥是不同的，稍微清爽些，没有腐朽的味道。

从颜色上来说，有红褐色，有黑色，间或黄色。

从形状上来说，少有大块，薄片、鸡骨形较多，因此，做成珠串亦是难事，如果偶得，必是天价。

曾经对几块香港沉香加以品闻，无论生香还是熟香，感觉都非常好，有次品闻香港红土，那味道不输富森红土。

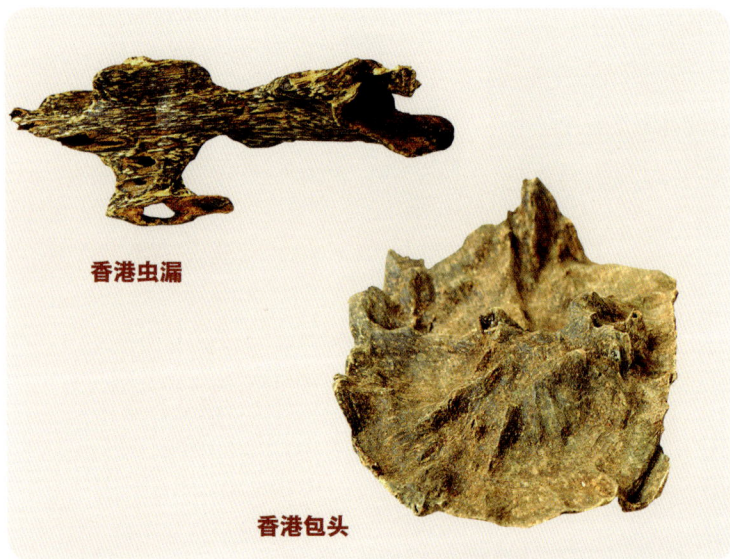

香港虫漏

香港包头

广西沉香

广西与广东比邻，主要沉香产区在博白县、陆川县西部，容县及北流市北部地区，与莞香同属"海北香"，今天的钦州市、东兴市、治钦州市，在宋朝称为钦州，是沉香的集散地、转口港。

广西沉香味道甘甜清冽，凉窜入喉，果香，也是香中之上品。

云南沉香

云南地处中国内陆，与越南、缅甸接壤，沉香主要生长在云南南部山谷热带雨林里。因气候温暖潮湿，所以沉香的品质也还是不错的，但因近年来过度采伐，因此，已经少有好品质的沉香，多数作为药用。

云南沉香与白木香属于两个品类，由于生长在潮湿闷热的热带雨林，所以，很多香是由于木头腐烂后而结香，因此，目前市面上所能看到的云南香都会有些潮湿的味道，比较闷，不像香港或海南香那么清爽。据我品闻到的几个标本，味道都不是那么的让人愉悦。

云南也会有些白木香树所结的沉香，因此，从云南出产的香有两种，要看是哪种树所结的香，其味道是有明显的差异的。

外表的颜色深褐色、黑色、间或白色。

越南沉香

越南古称"占城"，地处中南半岛，自古很大一部分地域属于中国板块，因此，中国古人在对沉香的描述中有些针对的也是越南沉香的特点。越南结沉香的树有蜜香树和鹰木，鹰木俗称风树，因其见风就长，非常容易存活而得名。

越南沉香主要产区为宜安省、河定省、广平省、广治省、顺华府、广南省、庆和省、嘉莱省、崑嵩省、达乐省、宁顺省、林同省。其中庆和省、林同省、宁顺省所产沉香质量相对比较好。

芽庄是越南庆和省的省会，芽庄沉香的纹理比较容易辨识，香气也是一闻不会忘怀的，那股清幽淡雅的气韵，闻之久久难忘。

富森红土，是比较出名的，红土的外表呈棕红色，质量上乘的红土沉香质地非常密实，油线纹路极密，极甜、凉，让闻过之人不能忘怀。

惠安，是越南的一个古城，位于越南的中部，以前越南及周边地区的沉香都是在这里交易，因此，统称为惠安沉香。惠安沉香的清甜和凉是比较明显的，间或有焦糖、奶香，有的还会有花香、咸，或者一点点的腥，但是，总体会使人很愉悦。

潘奕辰讲沉香

61

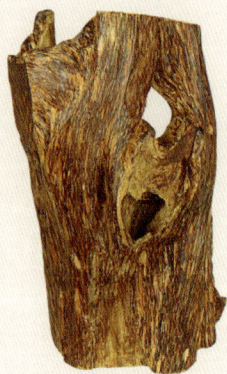

虎纹摆件
产地：越南
重量：750 克

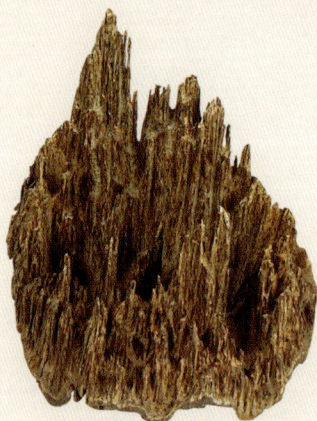

生结摆件
产地：越南
重量：约 1000 克

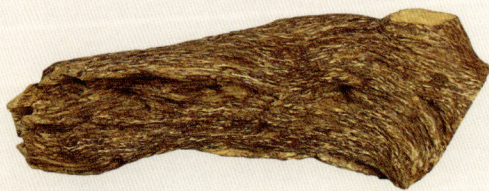

芽庄黄蜡
产地：越南
重量：992 克

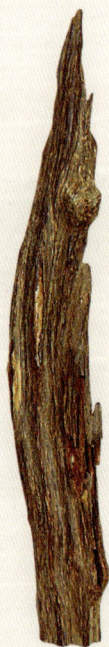

芽庄老黄蜡
产地：越南
重量：810 克

树心倒架
产地：越南
重量：约 6000 克

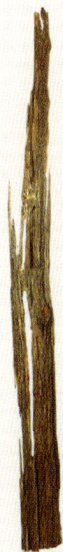

树头摆件
产地：越南
重量：380 克

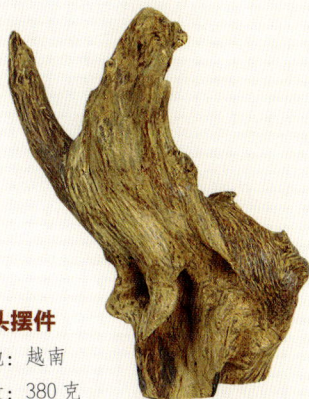

树心
产地：越南
重量：120 克

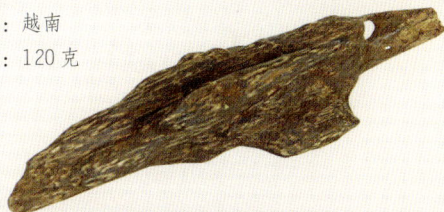

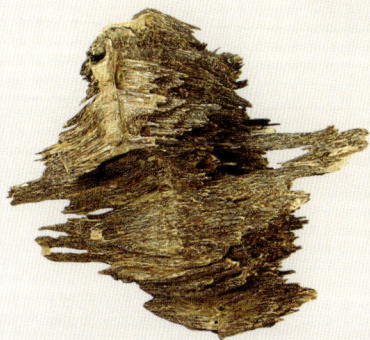

树心倒架
产地：越南
重量：450 克

树头
产地：越南
重量：约 3000 克

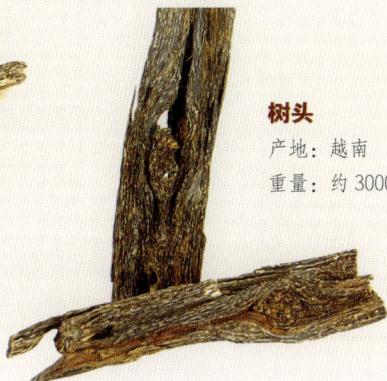

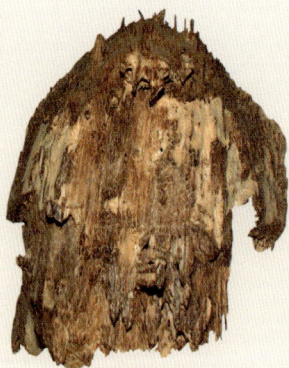

包头

产地：越南　重量：2870 克

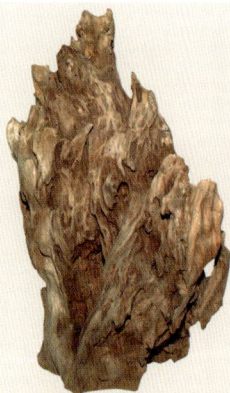

土沉根

产地：越南　重量：8000 克

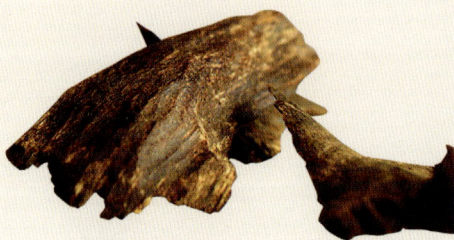

芽庄

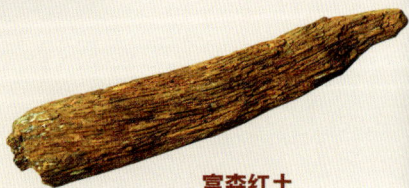

富森红土

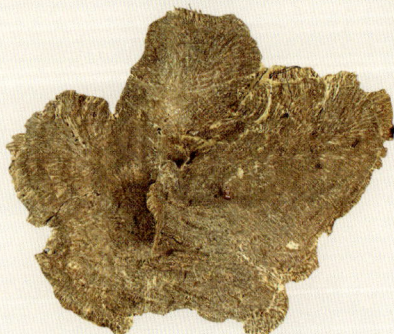

摆件

产地：越南

重量：974 克

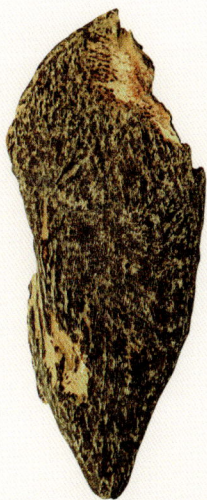

芽庄

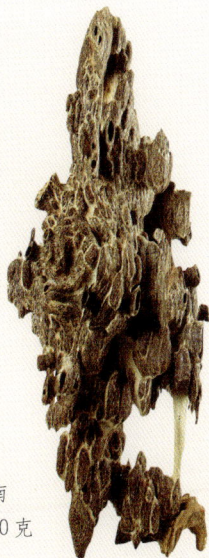

虫漏
产地：越南
重量：2820 克

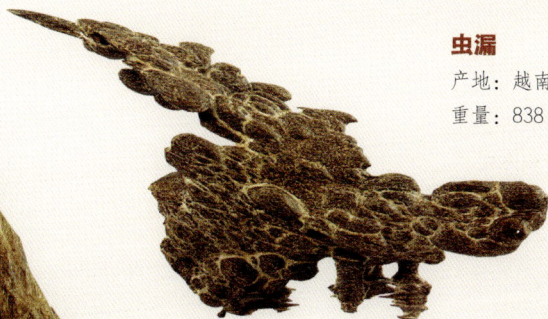

虫漏
产地：越南
重量：838 克

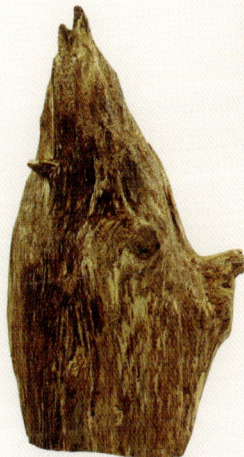

树心熟结
产地：越南
重量：220 克

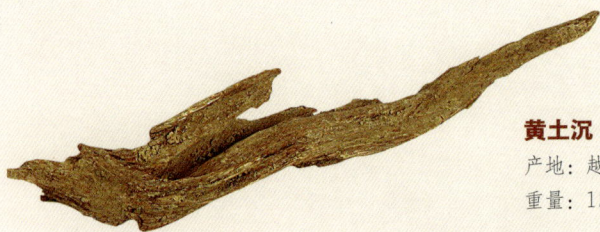

黄土沉

产地：越南

重量：120 克

红土沉

产地：越南

重量：180 克

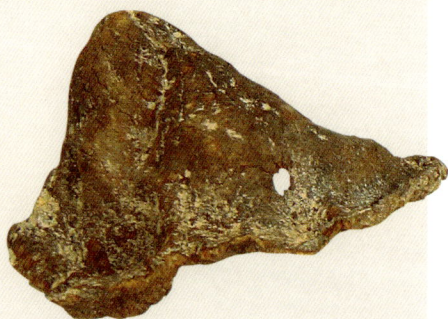

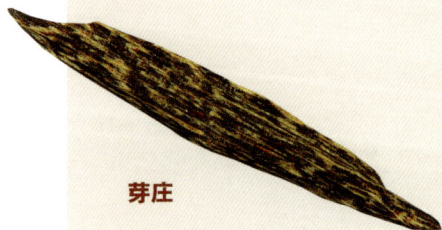

芽庄

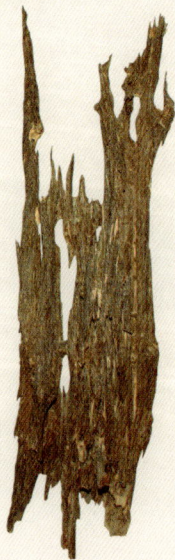

树心倒架

产地：越南

重量：5000 克

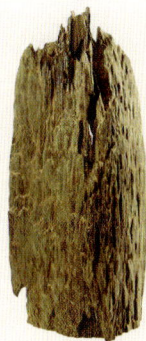

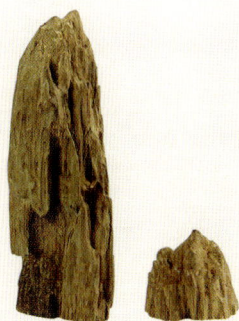

菩萨
产地：柬埔寨　重量：4210克

菩萨
产地：柬埔寨　重量：1210克

沉水熟结
产地：柬埔寨
重量：180克4片

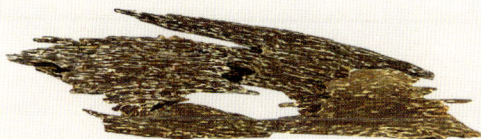

菩萨
产地：柬埔寨
重量：2100克

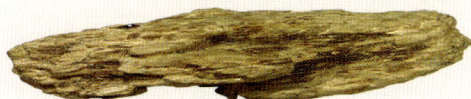

柬埔寨沉香

　　柬埔寨，也称"高棉"，古称"真腊"，其地理位置也很优越，东临越南，西北接泰国，北面是老挝，南面是泰国湾，宋代叶廷珪在《南番香录》里记载了："真腊者为上，占城次之，渤泥最下……"

　　柬埔寨沉香虽然不比中国海南沉香香气清雅，但是，也属于级别较高的沉香了，因此，在品香的材料里，柬埔寨沉香也是不可多得的选择。

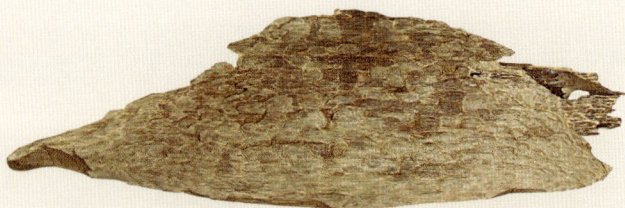

菩萨
产地：柬埔寨　重量：约 6000 克

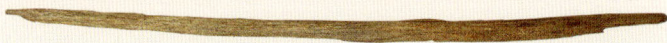

树心
产地：柬埔寨　重量：约 1000 克

老挝沉香

老挝古称"寮国"，位于中南半岛上，是唯一的一个内陆国家，东临越南、西邻泰国、南接柬埔寨、北接中国，80％是高原和山地，唐宋时期，也是"真腊"的一部分，因此，古文中真腊沉香有一部分也包括老挝沉香。

老挝沉香树有蜜香树和鹰木香树两种，其顶级沉香味道冷冽、有蜜香，但是现在已经很少了。老挝沉香与越南芽庄的香气有些接近，又带有海南沉香的清扬。

但是，目前老挝市场上以结油少的沉香居多，一般用来做沉香油。

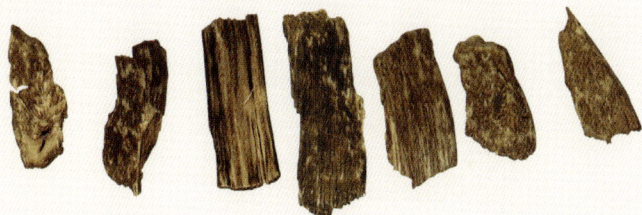

老挝品香料

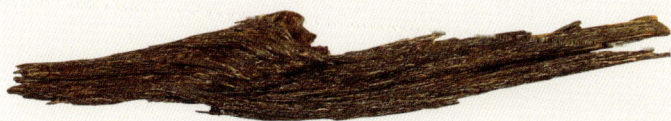

树心熟结

产地：老挝　重量：约 2000 克

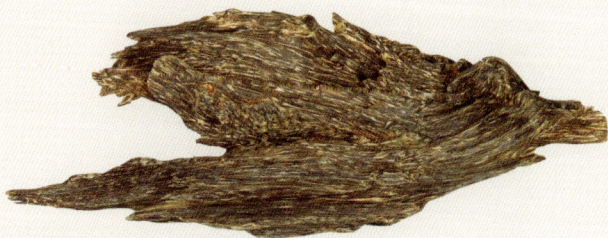

熟结

产地：老挝　重量：420 克

星洲系的沉香

　　星洲系的沉香主要产区有：马来西亚、印度尼西亚、文莱、菲律宾、巴布亚新几内亚等国家，在这几个国家里，很多产区的沉香都各有特色，比如，马来西亚里就分为：东马和西马；印度尼西亚里还分为：加里曼丹、达拉干、苏拉维西、巴布亚、加布拉、伊里安等，下面就给大家介绍几种比较著名的，或者市面上比较多见的，或者有代表性的产区的沉香。

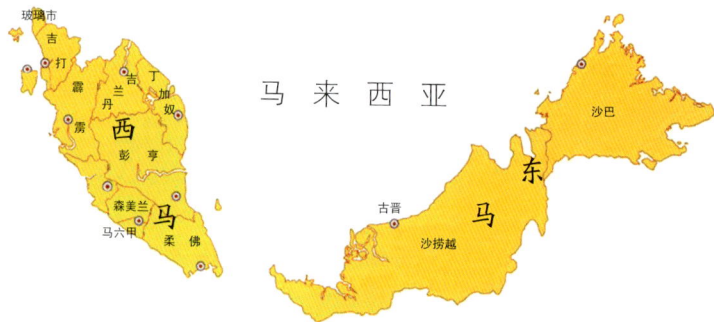

马来西亚沉香

　　马来西亚分为东马来西亚（简称东马）、西马来西亚（简称西马）。西马位于中南半岛的末端，马来半岛，东南接壤新加坡，北接泰国，南面就是马六甲海峡，并与苏门答腊岛遥遥相望；东马来位于加里曼丹岛北部，马六甲出货的沉香在日本香道中就叫"真那贺"。

西马的沉香因在中南半岛上，因此，其香气有些偏重于惠安系、甜、凉之感比较强；东马因在加里曼丹岛上，因此，香气十分贴近加里曼丹沉香，除此外，还伴有药味、苦、酸、咸等味道。

马来的沉香在星洲味系里算是比较好的，也是很多中东富豪们日常多用的品种。

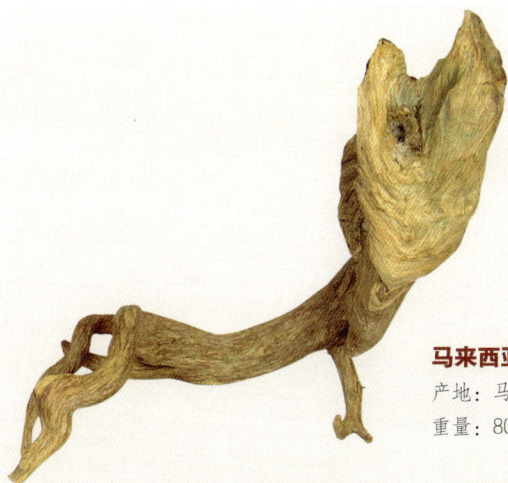

马来西亚沉香
产地：马来西亚
重量：800 克

马来西亚沉香
产地：马来西亚
重量：400 克

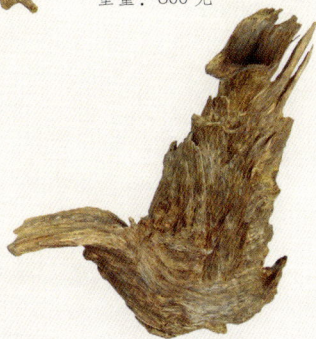

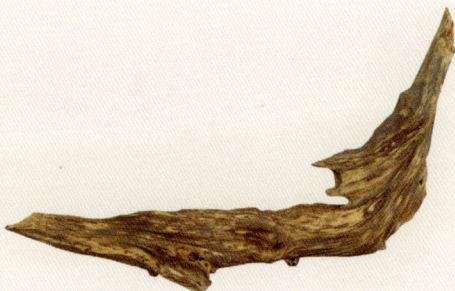

马来西亚沉香
产地：马来西亚
重量：280 克

文莱沉香

文莱是位于加里曼丹岛北部的一个小国家，隋唐时称为"婆利"，宋代称为"渤泥"，自古与中国均有贸易往来。

文莱 75% 为热带雨林，主要经济来源是石油，因此，是个极其富有的国家，加里曼丹岛所出产的极品沉香几乎都在文莱交易。

文莱沉香数量少，但总体来说品质很好，味道在星洲系里排名靠前。

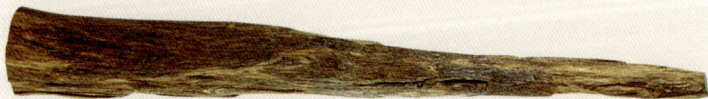

树心
产地：文莱　重量：3318 克

印度尼西亚沉香

印度尼西亚简称印尼，位于赤道附近，由众多岛屿组成，主要的岛屿有：苏门答腊岛、加里曼丹岛、西新几内亚岛（西伊里安岛）、爪哇岛、苏拉威西岛等，印尼出产沉香，在宋代就有沉香出口到中国。

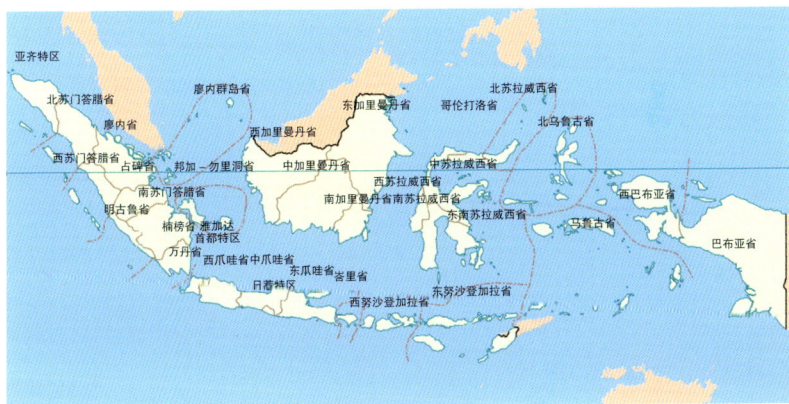

印度尼西亚地图

加里曼丹沉香，产于加里曼丹岛，以前这里是浓密的热带森林，现在由于现代、快速的开发，致使森林越来越少，沉香的产量也随之减少，前几年市场上的手串和雕件大多是加里曼丹和达拉干的，近年来，数量减少，价格也很高了。

加里曼丹沉香味道的一大特点就是甜，它和惠安味系的甜不一样，它的味道还在星洲味系的浓郁、咸、酸、水草味等的基础上，再发出一种特有的甜，我个人的感觉清闻的味道要比加热后好闻些。

达拉干（也称打拉根、塔拉坎）是位于加里曼丹岛东北角的一个港口，是整个加里曼丹岛中沉香品质最好的产区，它的香气具有浓郁的奶香和凉窜，这也是判断的重要标准之一。

安汶岛也称"安波那"，是马鲁古群岛南部的小岛，位于班达海北岸，塞兰岛西南头。安汶岛沉香产量很小，味道没有凉气，比较明显的就是沼泽和水草的味道。

苏拉威西沉香产自苏拉威西岛，清闻有甘、咸、水果等味道，加热起来有凉窜之感，并伴有甘、咸，也会有些腥气，基本不会用来品香，只能用来做雕件和手串。价格比较亲民。

伊里安岛（也称新几内亚岛），是印尼众岛屿中比较大的岛，它的西部为印尼管界，东部属于巴布亚新几内亚，我们平时所称伊里安沉香就是产于这个岛。

伊里安岛上还有一种沉香，因地理位置接近一个叫"马老奇"的海港而得名，俗称"马拉OK"。这种沉香普遍呈现的是棕黄色，至深棕色，即使是含油量很高的也不像其他产区呈现出黑色，香气以海水咸和水草腥为主，还伴随着药香、奶香、甘甜等，因此，一般用于雕件，市场上的价格比较容易使人接受。

加雅布拉（也称加布拉）沉香，因其产自"查亚普拉"港口而得名，与伊里安、马拉OK、巴布亚均属于二线产区，虽然味道不及加里曼丹、达拉干，但是，近年来由于沉香数量的减少，也渐渐占据了市场的一席之地，是手串、雕件的好选择。

巴布亚沉香最大的特点就在于外表，同样重量的情况下，巴布亚沉香的外表感觉含油量更多，看起来更黑。虽然味道没有加里曼丹、达拉干那么浓郁，但是，香气也是很不错的，在目前的市场上来说也是雕件和手串不错的选择。

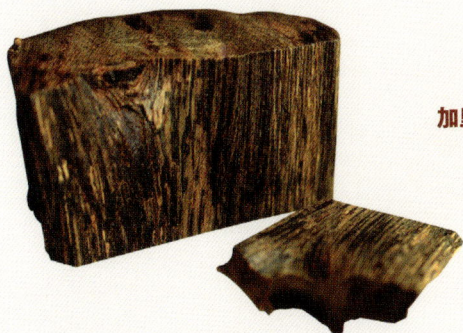

加里曼丹沉香

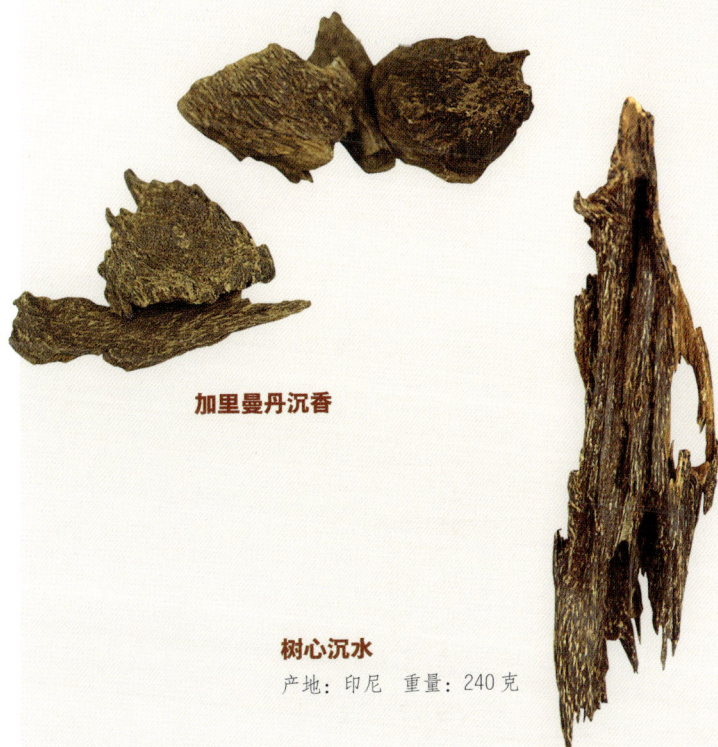

加里曼丹沉香

树心沉水

产地：印尼　重量：240克

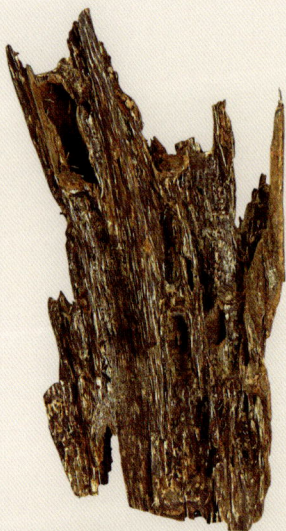

沉水熟结

产地：印尼

重量：400 克

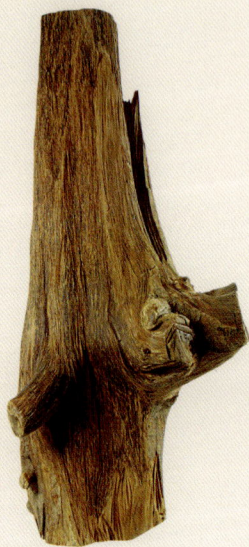

加里曼丹沉香

产地：印尼

重量：16210 克

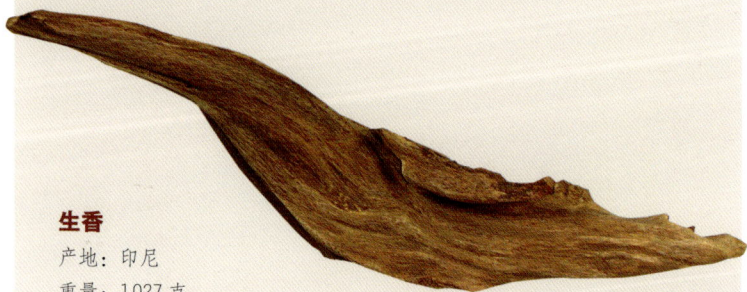

生香

产地：印尼

重量：1027 克

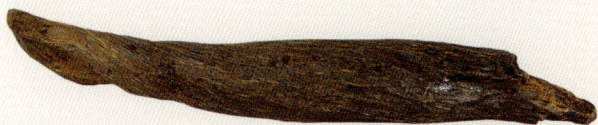

沉水树心
产地：印尼　重量：120 克

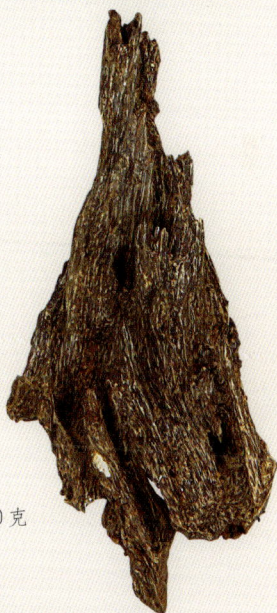

沉水
产地：印尼　重量：320 克

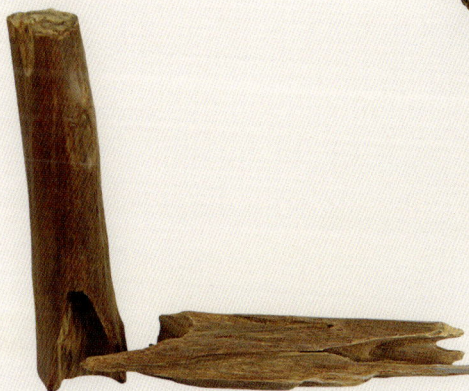

生香
产地：印尼
重量：260 克

沉香的品鉴——香席

如果你要邀约三五知己一同品鉴几块好香，那就做一次正式的香席吧。香席就是几个人共同品香活动的称谓。

做一次正式的香席需要有几个步骤：

一、正式邀约

提前数天，以邀请函的形式发出邀约，现代快节奏的邀约方式也可以是短信、微信等。

邀约的内容为：主题、时间、地点、注意事项等。

注意事项里要有以下几点是必须注明的：

1. 请务必提前5 ~ 10分钟到达，不得早退。

2. 品香前需净手，来前最好沐浴更衣，浴液不能用有很明显香味的，不能喷香水。

3. 来宾着装须宽松、舒适，尽量是长衣长裤，即便是夏季也最好是短袖，不能穿短裤，不要裸露太多的肌肤（比如：女士不能穿吊带）。

4. 女士不能浓妆艳抹，戴过于夸张的饰品。

5. 只能是被邀请者到场，不能随意临时带朋友来，此处拒绝空降，是因为品香人数不宜过多，也许会超员。

6. 品香期间不能接打手机，因此，要静音或者关机。

7. 品香期间不能随意走动，因此，请先去卫生间。

二、香室的布置

1. 30～50平方米，不宜过大或者过小。

2. 桌椅的摆放适合大家传递香炉即可，最好是有靠背的椅子，而不要是蒲团，因为很多人不习惯，时间长了会坐不住。除非是经常练瑜伽和打坐的人是可以的。

3. 墙面要尽量素雅，不要悬挂太多的装饰物，可以有一两幅字画作为装饰，要选择简洁的山水，或规整的字，不要有人物、佛像、大气磅礴的山水、龙飞凤舞的字。

4. 要有一两棵绿色的植物，放一盆水，里面有没有鱼都行，最好是干净的静水，不要流动的那种。

5. 有条件的话可以分为里外两个活动区域，外面用来接待，喝点茶，寒暄一下，等待人到齐，再宣布一下品香时的规矩，即可进入到内室，内室要保持通气不通风，不要有噪音，保证人全身心的放松，也可以放一些舒缓的古琴曲或者轻音乐，但要注意音量一定要小，似有似无最好，不要喧宾夺主。

三、品香时要注意的几点

1. 整个过程要处于止语状态，只有侍香的主人可以说一两句引导语。

2. 大家品鉴完香品后不要随意评论，待结束后再谈感受。

3. 品香过程中如果香品掉到云母片外，客人不要动，要将香炉传回主人，重新弄好，再继续。

4. 大家可以将感受写在每个人面前的香笺上。

当你千辛万苦收到一块好的沉香时，你将如何展现它的香韵呢？现代人生活节奏快，喜欢吃快餐，因此，很多人选择用电子熏香炉来熏，因为，操作简单又安全，因此，颇受大家的欢迎，电子香炉有适合室内用的；有适合车里用的；有适合带出家门，旅行、户外用的，因此，大家可以根据自己的需求选择。

然而，最能够充分展现沉香那独具特色的香气特点的，还是要用传统的隔火薰香法才行，这是我们中国的古人在唐宋时期发明的，后来传到了日本，目前，也是日本香道主要采用的品香方法。因为，隔火薰香法是只见香不见烟，人们品闻到的是单纯的香气，而没有烟焦味，因此，更为纯粹。

隔火薰香

1. 将香材、闻香炉、银叶（或云母片）、专用香炭、专用品香灰、香勺、香箸、灰押、银叶夹（云母夹）、羽扫、点炭架准备好。

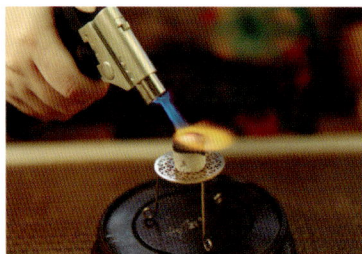

点炭

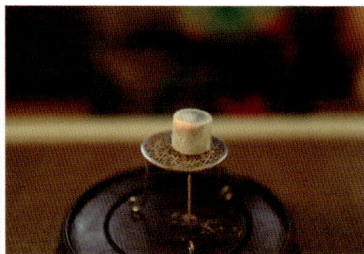

使炭完全燃烧

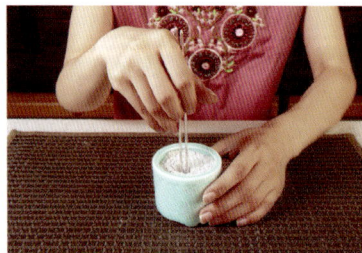

松灰

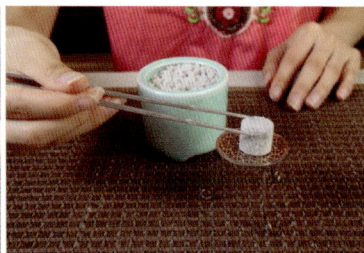

夹炭

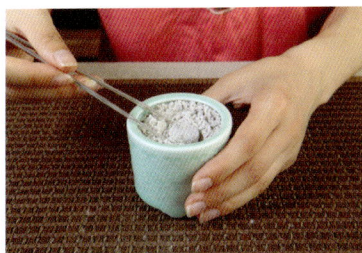

置炭

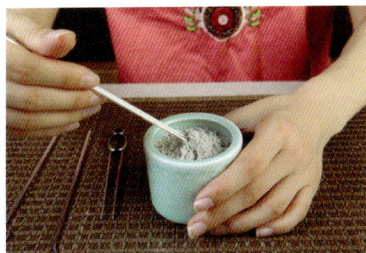

埋炭

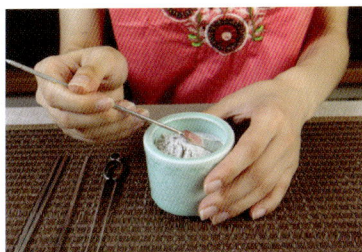

理灰山

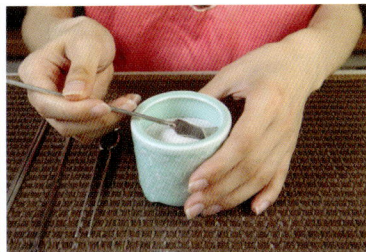

灰山完型

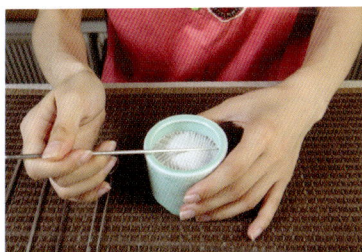

打香筋

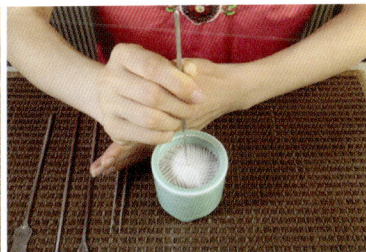

开火窗

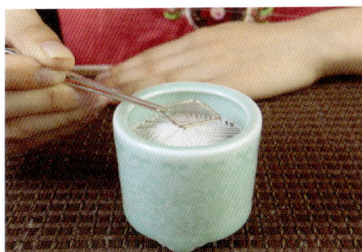

置云母片

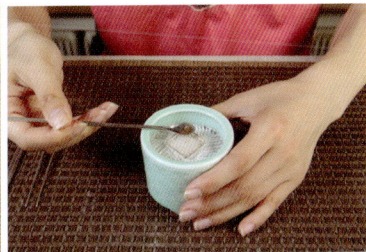

置香

2. 夹炭：用香箸夹一块香炭放在点炭架上。

3. 烧炭：然后用专用打火机 360 度全方位让炭燃烧，点燃之后放置到没有碳的余味。

4. 理灰：取来香炉，将香灰倒入香炉，用香箸将香灰顺时针搅匀、理松，使香灰中充满了空气，有助于香炭的燃烧。

5. 开炭孔：用香箸从理好的香灰中间以画圆圈的方式顺时针开一个炭孔，大小以刚好放进一粒圆炭为宜，下面不要开到底，要留些灰，用作隔热，不至于烫手。

6. 埋炭：将燃烧完全的无异味的炭埋入打好的炭孔中。

7. 梳炭：将香灰轻轻往上梳理，盖住炭火，这时是最需要技巧的时候，不同香材所需要的火力不同，火力的大小是用香灰的多少来掌握的，这就需要侍香的主人经验丰富，凭感觉掌握了，初学者需要上百次的操作演练才可以准确地把握。

8. 压灰：右手执灰押压灰，左手执炉，逆时针转动香炉，边压边转动，并将灰压成锥形。

9. 清扫：取羽扫将炉内壁清洁干净，再轻压一次香灰。

10. 打香筋：在压好的灰上打上香筋，一是为了美观，而是为了控制炭的燃烧速度。

11. 开火窗：取一根香箸垂直插入，直到炭火的位置，感受炭的高低，右手掌心置于香炉上，探测火候，确定温度合适后，即可继续操作，否则要重新做灰山。

12. 置云母片：用云母夹夹起云母片，放在火窗上，中间稍压云母片使之固定。

13. 置香：拿起香勺，取适量香料，放在云母片上。

14. 执炉：左手拇指扣住炉的上沿，四指托住香炉底座，右手呈虎口状。

15. 闻香：品香时肩膀放松，双臂抬起，执炉于鼻前，右手呈虎口状，轻呼，闻香。

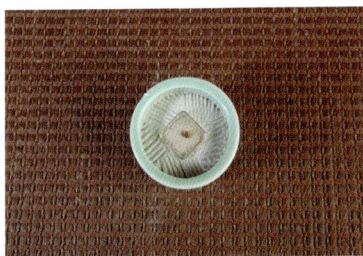
完成

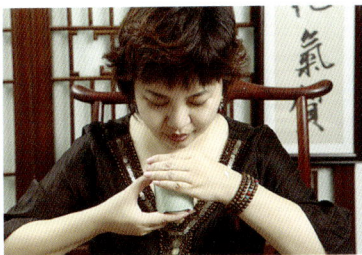
闻香

16. 呼气：呼气时不宜正对香炉，头微超右下吐气。

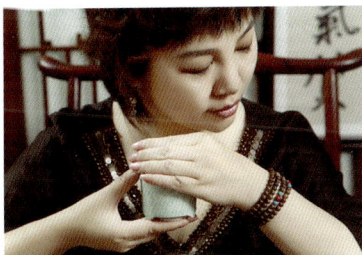
呼气

每个人品闻时，一次最多闻三下。闻香有三品，闻香，也叫品香，古人也叫听香，这三个词看似具有相同的意思，但是，其境界却是大大的不同。越往后，境界越高，不只是用鼻子去识别香气，还要凝神、静气、专注、用心，深深地吸进去，引导香气到丹田，稍作停顿，再徐徐呼出，这种专注，不仅仅是吸一口有香味的空气那么简单，它会给人带来不同凡响的滋养、休息，有时，竟能使人突发灵感，那是静心的功效。

这种品香的仪式和姿势来自日本香道，因为，现在沉香资源很稀少，因此，每次品香的用量很少，离得太远可能不会辨别得特别清楚，如果用和香的香丸、香饼，就不需要离得这么近了，只要把香丸或者香饼放在银叶片上即可，不一会，满屋子就会香气四溢了。

空薰法

此法类似隔火薰香法，只是去除了云母片而已，致使操作更简单。

1. 将香材、闻香炉（品香炉）、专用香炭、专用品香灰、香勺、香箸、点炭架准备好。

2. 夹炭：用香箸夹一块方香炭放在点炭架上。

3. 烧炭：然后用专用打火机点炭燃烧。

4. 理灰：取来香炉，将香灰倒入香炉，用香箸将香灰顺时针搅匀、理松，使香灰中充满了空气，有助于香炭的燃烧。

5. 将香炭插入香灰，火力的大小由香炭插入的深浅来决定。

6. 将香材直接放到香灰上，即可出香。

沉香的鉴别与保养

一、沉香的鉴别

　　沉香不像玉石、翡翠等收藏品是大家一直关注的，很多人是这几年才听说沉香的，因此，对其中一些概念和名词不甚了解，听起来一头雾水，再被一些不良商家欺骗，花了重金买回来的却是一分钱都不值的烂木头。自从我进这个行业，就有人善意忠告我说不要去帮人家鉴别真伪，但是，良知会让我不忍看到这么多人上当受骗，因此，思忖良久，还是需要在这个问题上好好说说。因为，一旦购买了假沉香，不仅仅是金钱上的损失，更大的伤害在于健康，现在我们生活的环境本来就很差了，为什么再去人为地制造毒气呢？我希望，所有的制假者，心存善念，挣钱一定要挣光明正大的钱，要为自己和后代多多积累福报。

　　有很多初学者以为去到沉香产地就能买到既便宜又好的沉香。但是，实际情况并不是这样，初访者来到当地，根本找不到真实的源头，也很容易受骗，太多的例子说明这类人买到的基本全是假货。2005 年起，国际上对沉香已经实施全面管制了，沉香作为濒临绝种的野生植物，不允许任何国家的单位、个人随意买卖、拥有、展示、使用。要想买到真的沉香一定要寻找合法的、正规的渠道，否则，就是犯法。很多沉香产地的商贩是不具备销

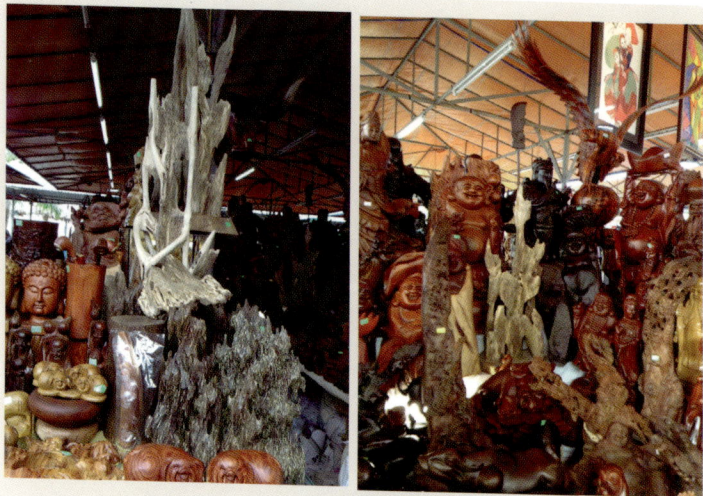

越南市场的假沉香

售许可证的，因此，不可能贩卖真的沉香。

由于沉香的资源匮乏，市面上真正的野生沉香越来越少，并且价格极其昂贵，不能满足众多沉香爱好者的需求，因此，市场上就出现了很多假冒沉香，并冠以诸多名称，造成消费者诸多的疑惑与市场的混乱。

沉香刚刚被世人知晓，就出现了大量的假货，势必会扰乱市场秩序，并且会使很多人受到假沉香的伤害，因为，化学香料对人体的危害是非常大的，接触时间久了，有害气体渐渐进入体内，并沉积在身体里，终身不能排出体外，因此，沉香虽好，但是，要先辨别真假，然后再使用，以免既白花了钱，又伤了身体。

我们先来看看什么是真的沉香，真的沉香具备哪些特点：

1. 清闻（不点燃时）起来香气清淡，不是很明显或刺鼻，即便是有些产区的沉香属于味道浓郁的，也没有达到香气扑鼻的地步，除非有些沉香被长时间放在密闭的容器里，刚刚打开盖子时会有比较明显的香气出来，但是，打开时间久了，也就变淡了。但是，这并不代表就没有香味，一点味道没有也是不对的。

2. 从油线来看，真正的沉香是有明显的油线的，不是油线的地方一般没有黑色的油脂，除非是非常顶级的沉香或者奇楠，含油量多到 80% 以上时，木质部分极少，这样的材质是看不出油线的，是黑黑一片的，那么，这块沉香一定是沉水级别的，那么，我们就要通过沉水试验来加以证明，而且，价格也是要在几十万元的。

3. 沉香遇加热可以闻到很明显的香气，让人很愉悦，有很舒服的味道。加热的方法有几种。

（1）直接点燃法。如果是一块沉香原材料，你可以拿打火机直接点燃，点燃后马上扇灭火苗，用鼻子去闻那冒出的一缕白烟，这个时候一定要把沉香拿得离自己远一些，使自己闻到的是纯粹的烟的味道，如果是真的沉香，这个味道除了有一点烟味外，还应该有明显的香气，不是一点点，而是很好闻的、很浓的香气。

（2）隔火熏香法。削下一些碎屑来用电熏炉或者隔火熏香法品闻，可以闻到非常好闻的香味。

（3）摩擦法。为了不破坏手串或者雕件的外形，还可以用摩擦法，用手或者用一块棉布快速摩擦沉香表面，使之发热，再来闻味道。

（4）针刺法。加热一根针，然后趁热快速插入到手串的穿孔之中（事先要把珠串拆开）或者雕件底部不显眼之处，闻其味道。

（5）蒸汽加热法。用电热水壶把水烧开，把沉香放在壶嘴上的蒸汽上快速过一下，然后，马上闻被加热的部位。

假沉香一般是用能够结沉香的木材，或者有类似纹路的木材加工制作成的，所以，从纹路上和真沉香看起来差不多，那也只是表面视觉上的模仿，但是，绝对不会有真沉香的香气。到目前为止，人类还没有办法合成出真的沉香的味道，因此用一些办法还是能辨别出来的。

这就需要购买时擦亮眼睛，仔细辨别，可以从以下几个方面测试：

1. 清闻起来就很香，有的香得刺鼻。

2. 看表面，如果是压油的，其表面摸起来还会比较油，会黏手，如果是浸泡香料的表面会较干燥。

3. 看油线，如果是一些很粗的纹路，而且比较有规律，就有可能是人造的，油线以外还有一些黑色的部分，一片一片的，那么，有可能是两种情况，一种是作假压油的，另一种是用皮轮抛光过，使沉香表面看起来比较黑。如果看起来通体黑色，几乎看不到油线，基本是假沉香无疑，因为，如果是真的沉香，这种品质的沉香一是一定沉水，二是价格要几十万甚至上百万。而且，假沉香外表摸起来不是光滑的木质，而是有油脂感。

4. 加热观察，用以上那几种加热方法，如果闻到的是化学物品烧过的味道那就肯定不是真的了，那应该是股焦臭的味道，或者是刺鼻的味道，这时一定要离那块料远一些，否则，你可能会闻到表面很香的味道，而不是真正加热后的味。

5. 仔细观看是否有粘贴的痕迹，尤其是超过一米以上的大块沉香。

而且，还有很多名词，基本上就是假沉香的代名词，药沉、沙沉、海沉等。

6. 闻味道是最准确的方法，因为，目前的技术只能在外观上模仿，而不能模仿味道，因此，在购买时，务必要想方设法清闻和加热闻味道，要准备一些辅助工具，例如：打火机、便携电香炉、粗一些的针、放大镜、显微镜等。

假沉香的种类很多，呈现出来的外观也不一样。总结一下，造假的方法归类起来有以下几种是市场上比较多见的：

1. 浸泡法：用一些具有类似沉香味道的香精水煮、浸泡加染色。这类型的珠子离得很远就已经很香了，外观比较干，颜色一般很黑，基本属于纯黑，没有沉香特有的油线。

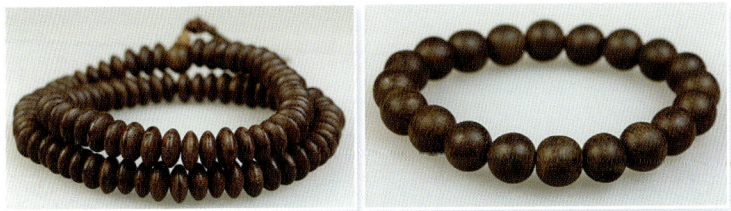

2. 压油法：用高压的技术把油压进去，原料木材受到高压压制木纹会紧缩，外表看起来紧实，像石头一样，一般称为石头沉。

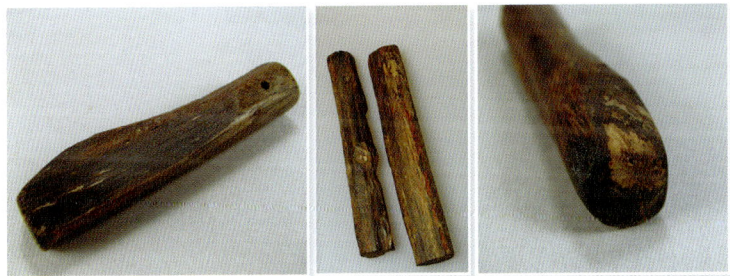

3. 用竹子、菩提子等有花纹的植物造假。

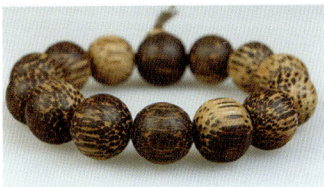

4.人造虎斑：这类珠子的"油脂线"毫无规律，形成了类似"虎

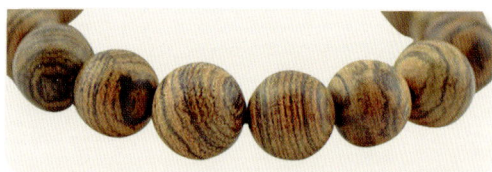

斑"的花纹。却是后期画上去的。此类高仿在没有形成"黑线"的区域，是完全没有油脂线纹路的，且纹路类似圆珠笔画出的线，根根分明。真沉香的油脂线纹路细如发丝，即便是没有油脂形成的地方，也能看到没有黑色油脂填充的纹理。

5. 杂木类：这种材质外观有的很硬、很亮，有些粗线条的纹理，有些表面很像沉香，但没有沉香味道。

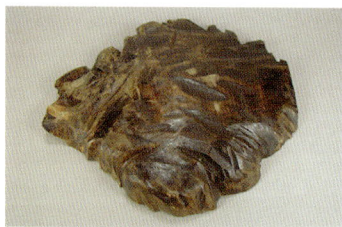

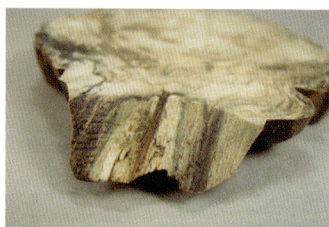

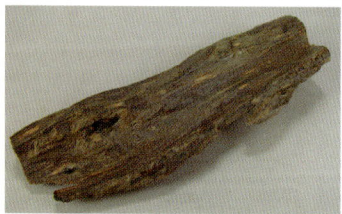

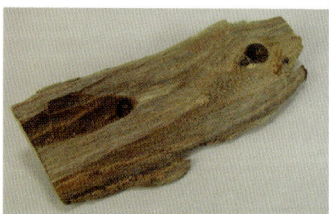

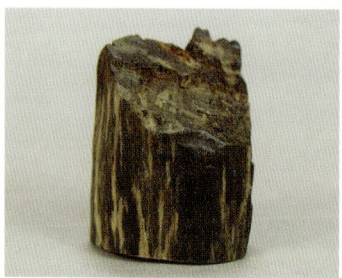

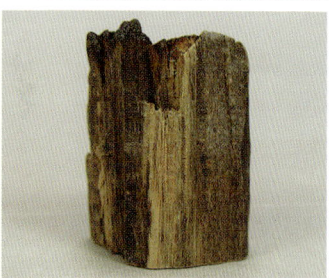

6. 纯手工画：基本为人工画上去的纹路。

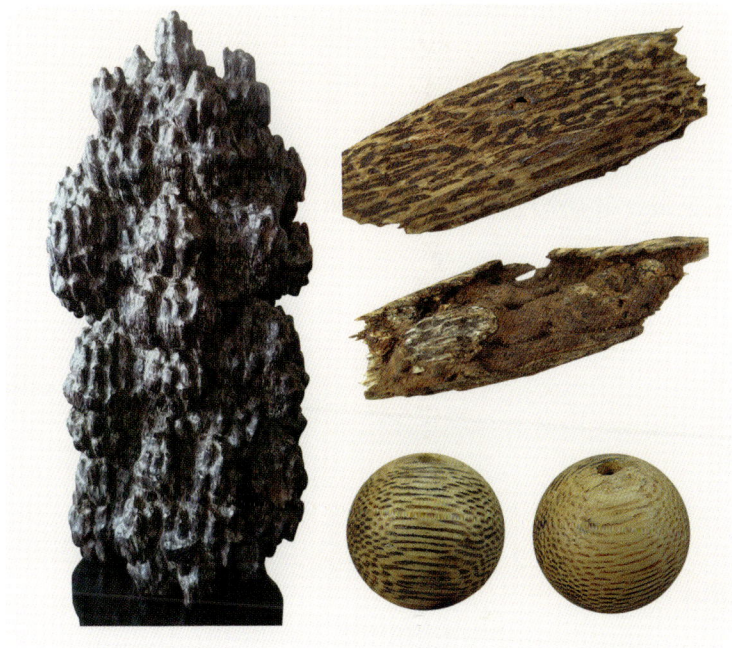

7. 粘贴：目前很多市场上会销售一些很巨大的沉香山子摆件，小的有 60 多公分高，大的有一人多高的，看起来很气派。仔细看，会看到黏合之处。

8. 以次充好：是用结油很少的真沉香再压油，使之提高含油量，提高价格。

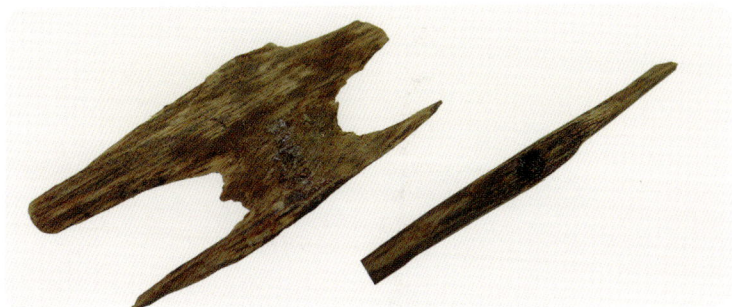

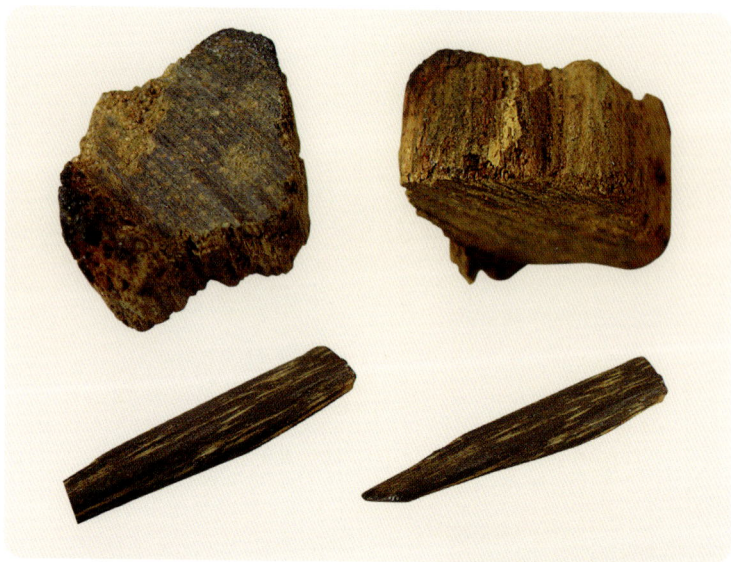

9. 还有一些就是用更高级的手法作假的，普通人极难辨别。

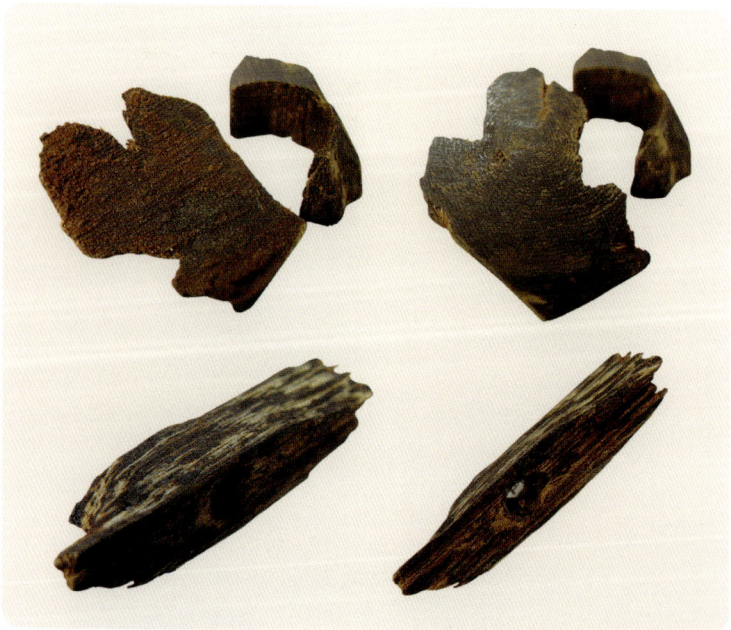

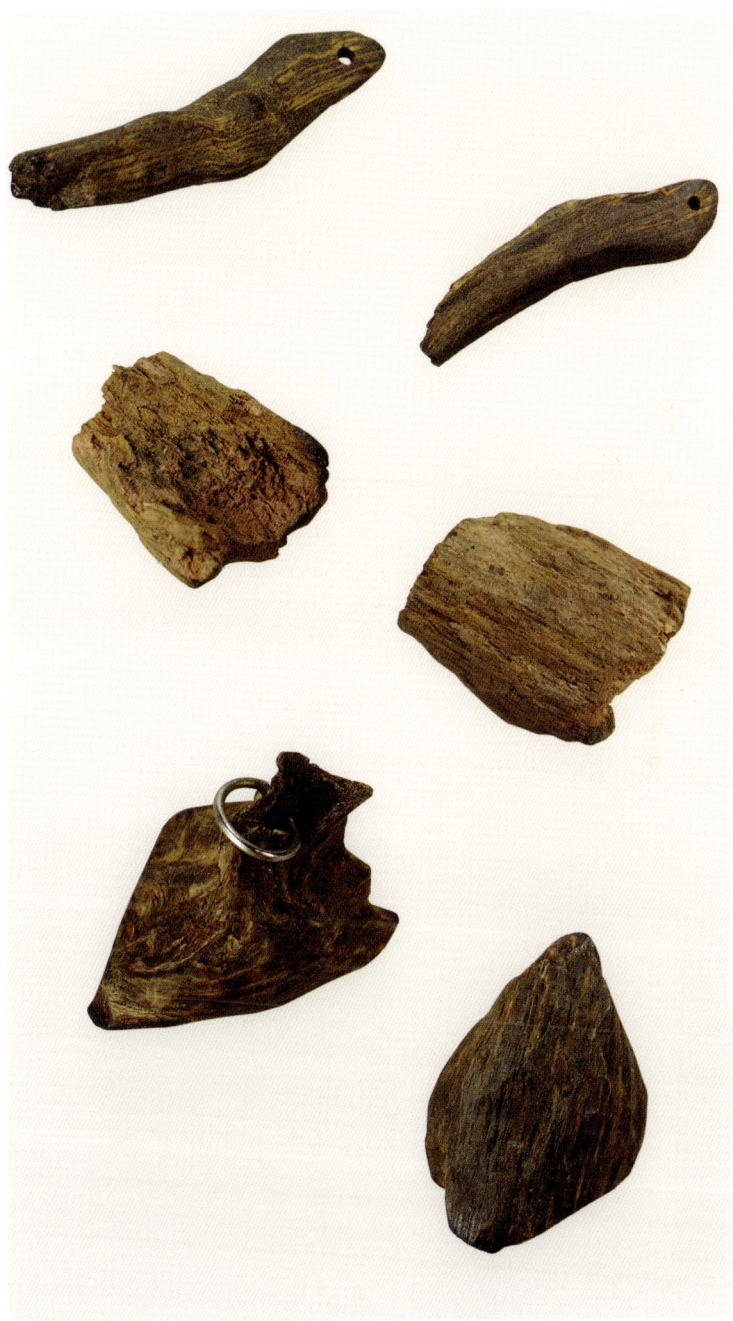

二、沉香的保养

由于沉香所生成的环境是非常恶劣和复杂的，因此，在保养上也是很简单的，如果是大量原材料的话，只需要盛放在质量好的塑料整理箱里，放在阴凉、无杂味的房间里即可；如果数量不多，就找一个干净的、无异味的玻璃瓶子装起来密封即可。

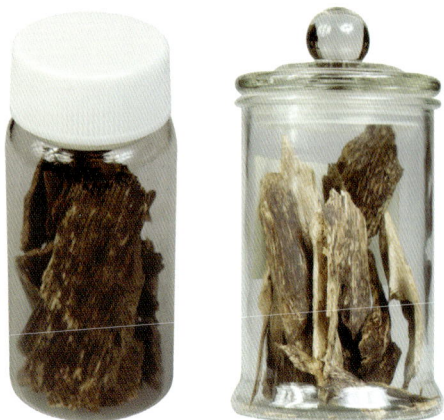

由于沉香比较容易吸味，因此，盛放沉香的容器一定不能有味道，不要用劣质的塑料袋包装，最好找个玻璃瓶、瓷瓶，或者质量极好的、有一定厚度的塑料盒、塑料箱或者塑料袋密封。

古人在保养质量上乘的沉香或者奇楠时，使用锡盒，下面做一个夹层，里面装上蜜，用蜜气来滋养，中间的隔板打上孔，以便蜜气上升，这样保存的沉香或者奇楠放置再久也不会干，而且，香气极好。

在购买手串或者雕件的时候，如果能找商家要一些同一块材料上打下来的粉，就最好了，可以将其放在存放手串或者雕件的瓶子或者盒子里，以此来保养，也是很好的方法。

平时佩戴的时候，要注意几点：

1. 不要像盘玩其他硬木类的珠串一样用搓澡巾盘，那样会伤害到手串，也不要用棉布使劲搓。

2. 不要在有汗、有油的手上、脸上搓，这样只会使珠子变脏，没有其他任何作用。

3. 当沉香沾染上一些汗渍，或者护肤品，这时，可以用凉水清洗一下，不要用化学清洁剂，也不要用热水。用干净棉布或者纸巾擦干后，密封起来，使其休息一段时间再拿出来佩戴。

4. 在佩戴时一定不要喷香水、抽烟，或者去一些有味道的场所，比如：火锅店、正在装修的房子等地。

5. 佩戴檀香或者沉香手串的目的是为了呼吸手串散发出来的怡人的香气，由此对人体进行滋养，其次才是一种装饰，因此，佩戴的时候一切的行为以不破坏香气为根本。

沉香雕件与手串赏析

沉香收藏的价值除了其本身材质的味道和含油量以外，如果将一块好的材料依其势做成雕件或者手串，其价值会更大，更加具有收藏价值。

一般对于沉香的雕刻，都是非常谨慎的，因为，好的材料才有雕刻的价值，但是，好的材料又是价值千金的，一刀下去就是很多钱。因此，对于沉香雕刻与一般木质雕刻不一样，要尽量少动刀，依照材料的原型，做出完美的造型。这需要雕刻师有很好的想象力、艺术造诣、纯熟的雕刻技艺，三者缺一不可。

要想收藏到一块好的沉香雕件，首先要选择好的雕刻师，因为，大师级别的雕工与设计就是与普通雕刻师不同，越是好的沉香含油量越高，下刀的难度就越大，如何把含油量多的地方少动刀，最大程度地留下其精华，是考验雕刻师的一个重要方面，大师级别的人总是在拿到材料后，仔细端详，反复在纸上画出设计草图，有些材料，一看就是几个月甚至更长的时间，这样的作品一旦雕出来就一定会是精品。

而当你看到很繁复的设计，或者常出现的造型，基本就是流水线作业，虽然，也是依形设计，但是，却看不出独具匠心的那一面。作为一个简单的摆件、挂坠，一般人会考虑材质和价格，

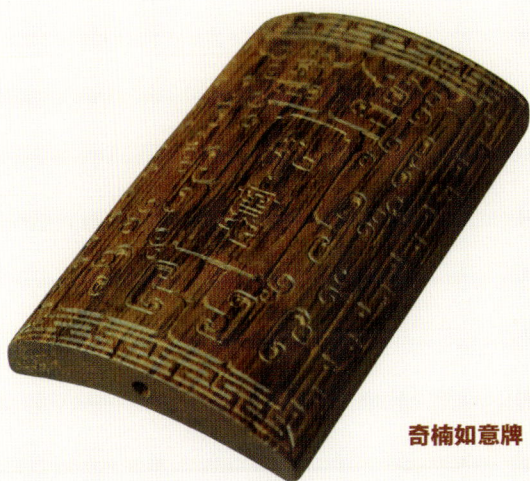

奇楠如意牌

吴元星作品

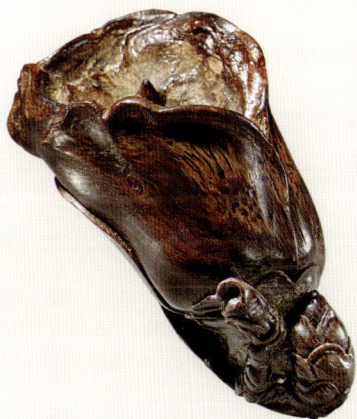

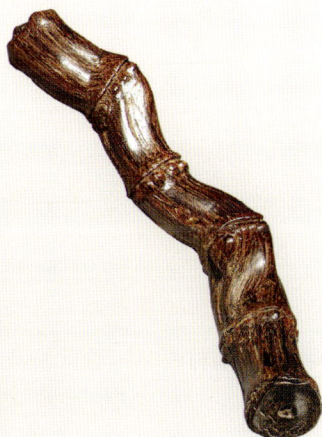

郑尧锦作品

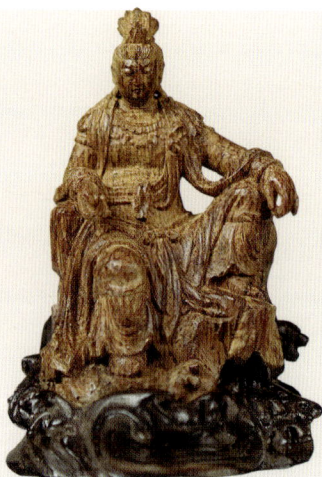

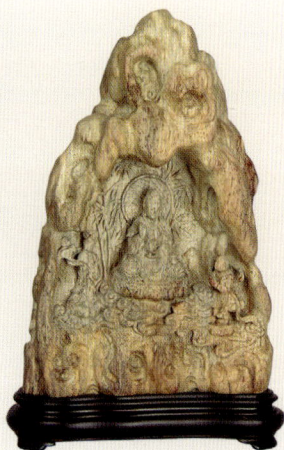

富森红土——自在观音　　　　柬埔寨菩萨沉雕件

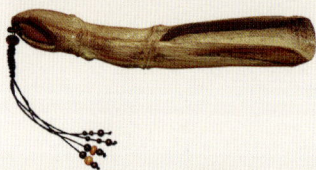

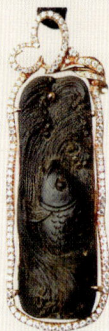

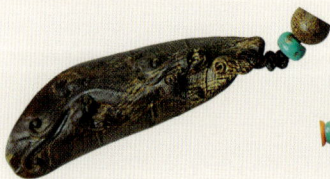

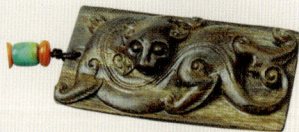

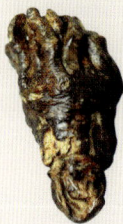
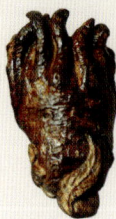
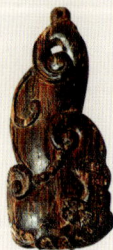

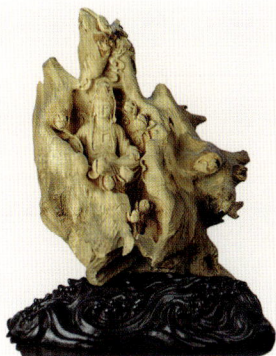

达拉干观音

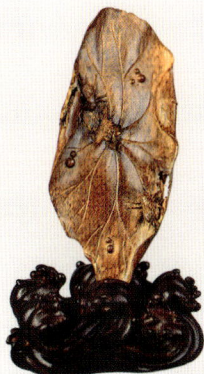

伊里安沉水摆件荷叶

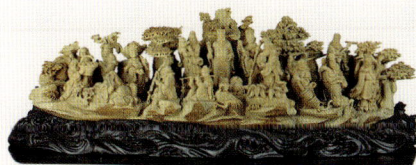

加里曼丹雕件

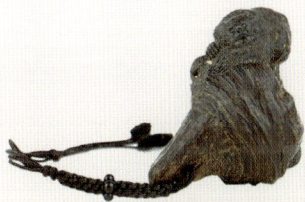

虎纹五龙雕件

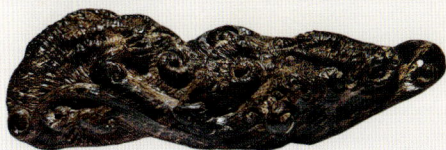

马上封侯

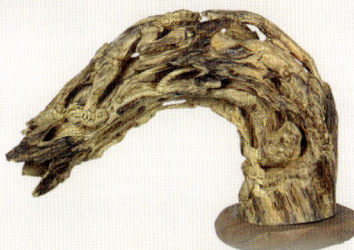

螭虎乘祥

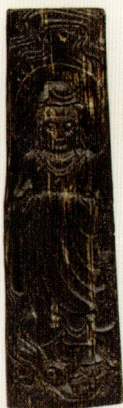
加里曼丹摆件鱼跃龙门

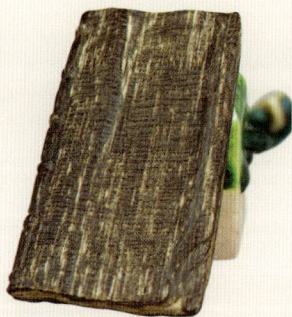
加里曼丹软丝雕件

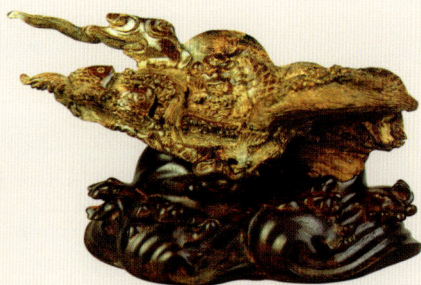
柬埔寨沉水雕件

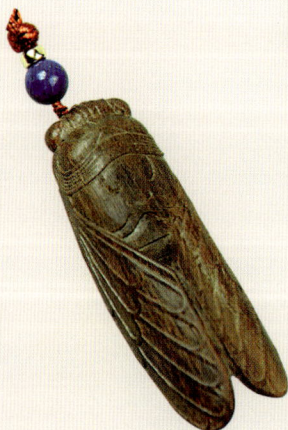
一鸣惊人

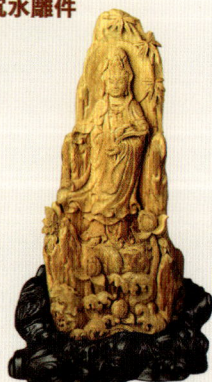
伊里安如意观音

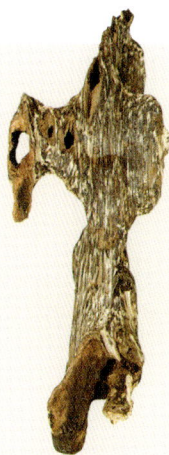

树根倒架

产地：越南

重量：960克

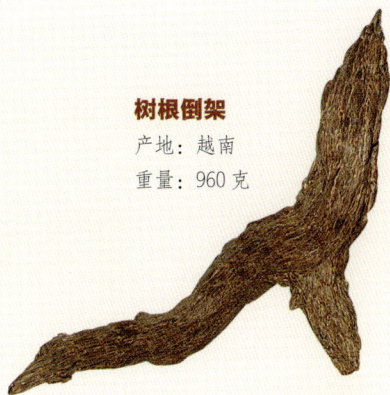

香港虫漏

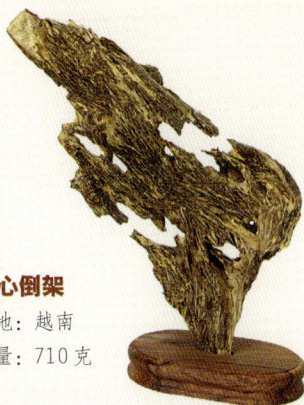

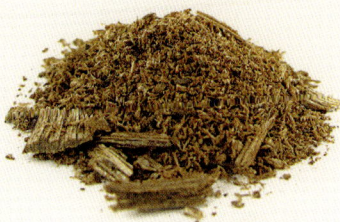

雕刻下来的沉香粉

树心倒架

产地：越南

重量：710克

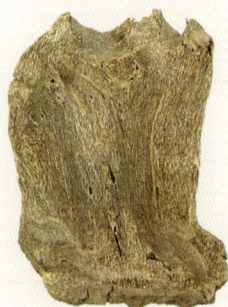

结香摆件

产地：越南 重量：813克

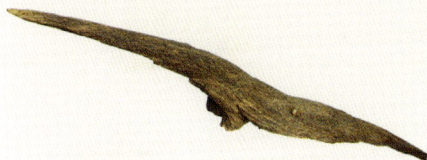

天然摆件

产地：老挝 重量：2100克

大师级别的作品价格一定是很贵的，一般人也接受不了，那么，选择一个寓意吉祥的也就可以了。通常市面上这种雕刻的图形有观音像、弥勒佛像、盘龙、螭龙、荷叶与螃蟹（寓意和谐）、貔貅（招财）、竹子与蝙蝠（寓意祝福）、鲤鱼跃龙门、竹子节节高，等等。

在本章中为大家展示一些大师级别的作品，及一些有升值空间的雕刻师的作品，也有一些没什么名气但是雕工还可以的作品，大家可以仔细比较，寻找差距，好东西看多了，也就练出眼力了。

手串

近年来手串热度急剧增加，每个人都喜欢戴一条或几条适合自己的手串，沉香手串也是大家关注度很高的，因为，沉香手串除了与其他材质的手串有共同的功能外，还具备养生健康的功效。沉香手串在佩戴时，由于受到体温的加热，沉香特有的香气会慢慢地释放出来，随着人的日常生活和工作中手臂的挥动，香气不由自主地飘进鼻子里，香气对人的情绪起到愉悦的作用，还可以安神。白天佩戴，晚上摘下来放在枕头旁边，转身的时候就会闻到那股迷人的香气，可以伴你安然入睡。几次在电视台做节目，都是讲的沉香手串的辨别，大家可以从以下几个方面来评判一个手串的好坏、价值。

尺寸：手串依照珠子的大小不同，被串成各种样式，比如直径 5 ～ 9mm 的大多被串成 108 颗一串的佛珠，佩戴的时候可以在手腕上绕 3 ～ 4 圈。也可以选择一些其他材质的与其相配，比如佛家七宝中的红玛瑙、蜜蜡、绿松石、砗磲等。女性的手腕比较细，一般选择 5 ～ 7mm 的就可以了，再大一些的适合男士佩戴。直径在 10 ～ 16mm 的一般串成一圈的尺寸，根据珠子的大小穿

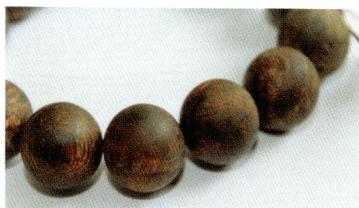

16mm 白奇楠手串

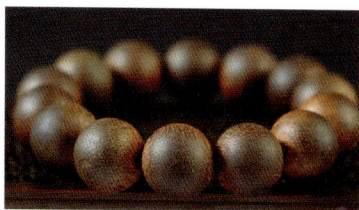

16mm 绿奇楠手串

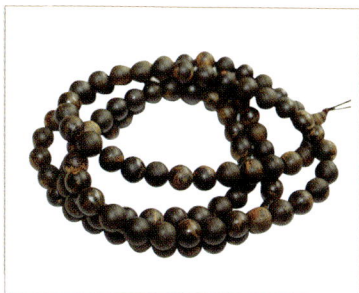

0.6mm 白奇楠 108 粒佛珠

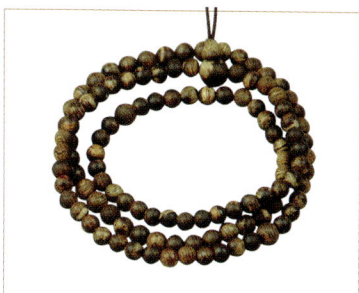

越南芽庄 0.5mm 绿奇楠佛珠

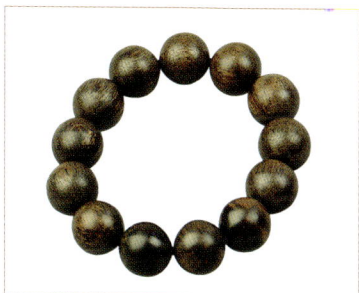

加里曼丹 18mm 沉水手串

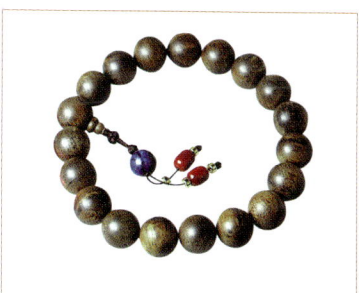

巴布亚 25mm 沉香珠串

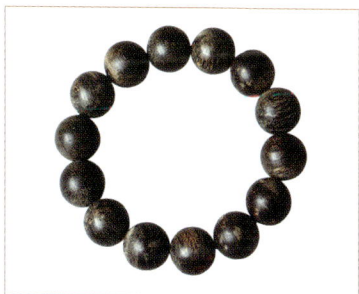

16mm 的沉水手串

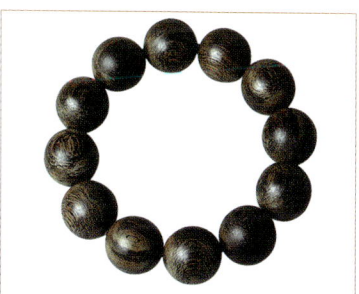

18mm 的沉水手串

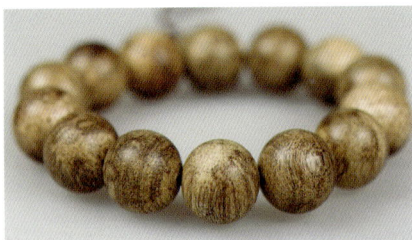

海南 16mm 手串

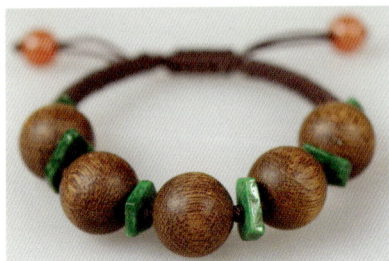

加里曼丹 14mm 半沉手串

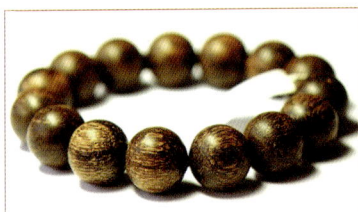

加布拉 14mm 沉水手串

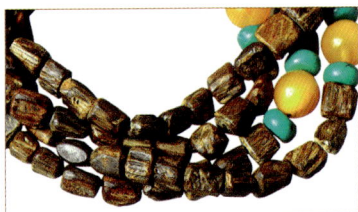

马来西亚 108 颗随形沉水

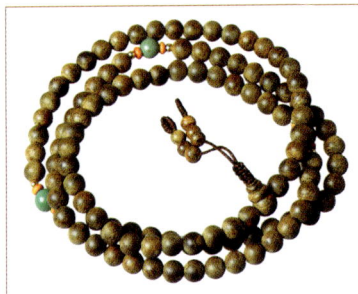

巴布亚 0.7mm108 粒佛珠

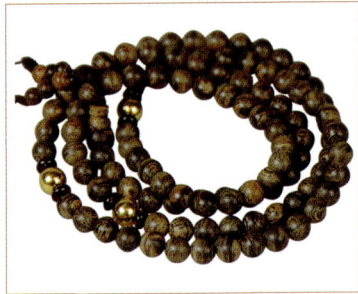

达拉干 0.8mm108 粒佛珠

成的个数也不同，一般 10mm、12mm、14mm 的比较适合女士佩戴，14mm、16mm 比较适合男士佩戴。沉香的手串中 18mm、20mm、25mm、30mm 的珠子特别少，尤其是 20mm 以上的因为需要很大的料才能开出来，而且浪费的料比较多，因此，但凡是这种尺寸的珠串，如果材质好，基本要在几十万元，甚至几百万元。

沉香的价值比较高，因此，相同质量的沉香，尺寸越大价格越贵，尤其到沉水级别的，直径每增加一毫米，价格差不多要贵 1 万到 3 万元。

含油量：含油量是判定一串沉香价值的重要条件之一，相同尺寸、相同产地的沉香，含油量越大，价值越高，这个并不是按重量同比增加的，一些味道特别好的、产区也极好的、沉水级别的手串现在市场上已是不多见，价格也是极高的。作为入门级别的可以选择三千元至两万元之间的手串，这个级别的基本为浮水到五分沉之间；两万元至十万元之间的为中级，这个级别基本在七八分沉到沉水级别，沉水级别的均为 7mm 以下的珠子，前两个级别的手串适合日常佩戴，因为，只要是常戴一定会有破损的现象，稍有损坏，也不会太心疼；十万元以上为高级别，基本为大尺寸、沉水的手串，这类手串佩戴起来需要格外精心，有些尺寸大的，沉水级别的，或者奇楠级别的，建议就不要佩戴了，或者减少佩戴时间和次数，以保护这些高品质的沉香不被破坏。

产区：从产区来看惠安系的沉香加热后味道很好，清闻起来味道比较淡，而且大块料很少，因此，在同样品质下，惠安系的价格基本为星洲系价格的两到三倍，能挑得出来的大料做了雕件和手串，其余更多的是不成形的小料，或者碎料，基本都是作为品香料来处理。

市场上大家见到的最多的是星洲系的手串，前几年市场上主要是东马、达拉干、西马和加里曼丹的较多，这几年这种好产区的原料也越来越少，因此，市场上越来越多的是马尼瑙、加布拉、安汶、巴布亚、伊里安、马拉 OK 的。

目前市场上比较有代表性的一般为 16mm 和 0.8mm。

0.8mm 的 108 颗的手串，一般达到 32 克左右即达到沉水。

16mm 的 14 颗手串，一般达到 30 克即为沉水。

挑选手串时要注意的几点：

1. 先清闻味道：惠安系的手串在清闻下，味道不是很重，比较清扬甜淡；星洲系的相对味道浓郁很多，以甜、奶香、凉等味道算是上乘的；酸、腥、水草等味道是不太好的味道，这和产区、水质等因素有关。

2. 看珠子大小、形状：市场上的珠串加工地很多，总体分为北方、南方、中国台湾还有越南等地，中国台湾做的珠子最好，很圆，穿孔打得很直；南方做的珠子也不错，但整体来说质量不如中国台湾的，北方加工的相对较粗糙，从这一点也可以判断加工的品质和成本。

看一串珠子是否是同样的大小，质量是否差不多，因为，有些商家会把小一点的珠子混在里面，尤其是 108 颗的 0.5mm 或 0.6mm 的，很难发现。

3. 试水：如果这串手串是沉水的，价格一定是不菲，因此，一定要当场剪开穿绳，一粒一粒的试水，一定要颗颗沉水才行，不是整个一串扔到水里，那样不能保证每一粒都沉水。

与沉香有关的部分词语中英文对照

A

Aloes-wood 沉香，也叫沉水香。

Aloe-wood oils 沉香木油，沉香切碎、浸渍、蒸馏后提炼的精油，与沉香油不是一种东西。

Ambergris 龙涎香。

Agarol 沉香醇，黑沉香。产于越南中西部，和柬埔寨、老挝的一部分地区。

Agallocha 越南结沉香的一种树，蜜香树。

Agaru 伽罗，即为奇楠，日本香道里对于奇楠的称谓。

Aquilaria agallocha 沉香的一种，主要产于越南、印度、缅甸、柬埔寨等地。

Aquilaria aphispermum 沉香的一种，主要产于中国海南。

Aquilaria sinensis 土沉香，沉香的一种，主要产于中国的广东、广西、香港等地，也称为白木香。

Aquilaria baillonii 沉香的一种，主要产于柬埔寨。

Aquilaria bancana 沉香的一种，主要产于马来西亚。

Aquilaria crassna 沉香的一种，主要产于越南、柬埔寨，结沉香的树称为鹰木，俗称风木。

Aquilaria grandiflorn 沉香的一种，主要产于中国南部。

Aquilaria yunnanensis 云南沉香，沉香的一种，主要产于中国的云南。

Aquilaria khasiana 沉香的一种，主要产于印度。

Aquilaria malaccensis 沉香的一种，主要产于马来西亚、印度尼西亚等地。

Aquilaria microcarpa 沉香的一种，主要产于加里曼丹。

Aquilaria moszkowskii 沉香的一种，主要产于印度尼西亚。

Aquilaria pentandura 沉香的一种，主要产于菲律宾。

Aquilaria secundaria 沉香的一种，主要产于摩鹿加群岛。

B

Black kynam 黑奇楠。

Brunei 文莱。

Burma 缅甸，沉香产地之一。

Borneo 婆罗洲，是世界第三大岛，分为三个国家，沙巴、沙捞越属于马来西亚；文莱；加里曼丹属于印尼。

C

Cambodia 柬埔寨，沉香产地之一。

Cay gio 风树，是越南结沉香的一种树的俗称。

Chip 细片，碎片或大块沉香的小碎料。

Chong lou 虫漏，蚁虫咬过后结成的沉香。

Crassna 越南结沉香的树，又名鹰木。

Cun men duo luo 寸门多罗，指苏门答腊岛所产沉香。

D

DacLac 达乐省，越南的一个沉香产区。

Dao ge 倒搁，也叫倒架，由于雷击、地震、洪水等因素，致使沉香树倒伏在地上后所结出的沉香。

Daughter xiang 女儿香，莞香中比较好的沉香。

Deng liu mei pian shen 登流眉片沉，登流眉是今泰国洛坤一带。

Diaphragm shen 隔沉，沉香的质地坚硬细致，纤维纹路是横的。

E

Eagle wood 鹰木，古称蜜香树，是越南、柬埔寨结沉香的树种，俗称风树。

F

Falling off 脱落，沉香树感染细菌侵蚀后，分泌树脂，未腐烂的部分结出来的沉香。

Famous xiang 名香，有名的香，比如：日本的"兰奢待"。

Foreign qie nan 洋奇楠，国外的奇楠，一般指产于越南南部。

G

Gao mai 膏脉，沉香结油的纹理，也称油路、油线、油脂线、油脉。

GiaLai 嘉莱省，越南的一个沉香产区。

Granule 刻，小碎块沉香。

Green kynam 绿奇楠，也叫青奇楠。

Guang xiang 光香，大块的沉香，好像山石一样的形状。

Guan xiang 莞香，产于广东的沉香。

H

haDim 河定省，越南的一个沉香产区。

Hainan qie nan 土伽楠，海南的奇楠，产于海南岛北部。

Half-sunken shen 栈香，半沉水的沉香。

Hoi an shen 惠安沉，古城惠安是一个重要的沉香集散地，位于越南。

Horse's hoof xiang 马蹄香，沉香树根节所结成的轻而大的香。

Horse hair or mosquito's leg 马尾蚊足，形容香木的大小，以此显示好香的珍贵。

Hot or pungent smell 辛味，如同辣椒投入火中的味道。

Hue 顺华府，越南的一个沉香产区。

I

India 印度，沉香产地。

Indonesia 印度尼西亚，沉香产地之一。

Indonesian shen xiang 印尼沉香，西马、东马等各个岛屿出产的沉香。

Irian 伊里安，印尼的一个岛屿，也是产香区之一。

Iron jie 铁结，比较下等的奇楠，颜色黑而稍微坚硬。

J

Japanese Incense lore 日本香道。

Jayapura 加雅布拉，印尼伊里安岛北部的一个港口，这个产区的沉香因此得名，也叫"加布拉"。

Jian xiang 笺香，栈香的别名，就是半沉半浮的沉香。

Ji-gu xiang 鸡骨香，鸡骨香属于笺香。

K

Kai xiang men 开香门，沉香树为结香所开的切口。

Kalimantan 加里曼丹岛，印尼的一个重要的沉香产区。

KhanhHoa 庆和省，越南的一个沉香产区。

KomTum 崑嵩省，越南的一个沉香产区。

Kynam 奇楠、奇南、棋南、奇蓝，沉香中的极品，梵文译音。

L

LamDong 林同省，越南的一个沉香产区。

Lan she dai 兰奢待，日本东大寺收藏的著名香木。

Linaloe oil 沉香油，是墨西哥野生橄榄科植物木质部分蒸馏而得。

Luo guo 罗国，湄南河下游地区，与中南半岛的沉香有不同的香气。

M

Malaysia 马来西亚。

Merauke 马老奇，印度尼西亚的一个沉香产区，这里的沉香也称"马拉 OK"。

Moluccas island 摩鹿加群岛，古称"香料群岛"。

潘奕辰讲沉香

N

NinhThuan 宁顺省，越南的一个沉香产区。

NgheAn 宜安省，越南沉香的一个产区。

NhaTrang 芽庄，越南东南部的一个港口，沉香的一个产区。

O

Orchid jie 兰花结，次等奇楠，颜色微绿而黑。

Original wood log 原木，整块的沉香木。

P

Paper-thin 轻薄如纸，形容沉香的厚薄如纸一样，并且沉水。

Papua New Guinea 巴布亚新几内亚，沉香产地之一。

Parrot's green 莺歌绿，上好的奇楠，颜色好像莺歌绿色的羽毛，最为难得。

Partridge feather 鹧鸪斑，形容沉香的颜色黑白相间，像鹧鸪胸前的羽毛。

Peng lai xiang 蓬莱香，成片状，好像小笠帽和大朵芝菌的形状。

PhuSon 富森，越南的一个沉香产区，富森红土沉香级别较高。

Pontianak 坤甸，位于印尼加里曼丹岛西岸，是沉香产区之一。

Powder 沉香末，粉状的沉香。

Pulau Ambon 安汶岛，印尼的一个岛屿，产香区之一。

Q

Qie nan 伽楠。

QuangBinh 广平县，越南的一个沉香产区。

QuangTri 广治县，越南的一个沉香产区。

QuangNam 广南省，越南的一个沉香产区。

QuangNgai 广义省，越南的一个沉香产区。

R

Red soil shen 红土沉，产于红土区的沉香。

Republic India 印度共和国，沉香的一个出产国。

Republic of the Philippines 菲律宾共和国，沉香的一个出产国。

Rhinoceros horn shen 角沉，形状像犀牛角的沉香。

Rose otto 玫瑰油。

S

Sabah 沙巴，东马来西亚的一个州名。

Salty smell 咸味，汗的咸味，把海带或海藻投入火中的味道。

Sarawak 沙捞越，东马来西亚的一个州名。

Singapore 新加坡，古时的沉香产地之一，现今为沉香集散地。

Singaporean shen 星洲沉，星洲为古时对新加坡的称谓，指在新加坡交易的沉香。

Six countries and five tastes 六国五味，日本香道里对与沉香产地及味道的分类方法。六国是：伽罗、罗国、真南蛮、真那贺、寸门多罗、左曾罗；五味：辛、甘、酸、咸、苦。

Sheng jie 生结，沉香树在活着的时候结出来的香，也叫作生香、生木。

Shu jie 熟结，沉香树自然受伤、感染后所结出的沉香。

Small cut-piece 小割，切成不规则的小块沉香。

Soil chen 土沉，结香后被埋在土里的沉香。

Sour smell 酸味，梅肉的酸味。

Spun gold jie 金丝结，又次一等的奇楠，颜色微黄。

Square-cut-piece 角割，切成规则的小四方形的沉香片。

Sugar jie 糖结，香树已死，蜜气凝聚于根部，如麦芽糖片一样的味道，黑而柔软。

Sulawesi 苏拉威西岛，印尼的一个岛，产香地之一。

Sumatra 苏门答腊岛，印尼的一个岛，产香地之一。中国古代南朝称"干陀利"，唐朝称"室利佛室"，宋朝称"三佛齐"。

Sweet smell 甘味，炼蜜的味道。

T

Tarakan 达拉干，也叫打拉根，是印尼的一个沉香重要产区，位于加里曼丹岛东部。

Termite 蚁沉，沉香树受到白蚁的啃食而受伤，后结出的沉香。

Tiger fur jie 虎皮结，也叫"虎斑结"，结油少，香气短，纹理为褐色与黑色相间的奇楠。

Twigs xiang 青桂香，沉香树的细枝所结的香。

V

Viet Nam 越南，沉香重要产地之一。

W

Wax shen 蜡沉，蜡状光泽与质感的沉香。

White kynam 白奇楠。

White wax shen 白蜡沉，古文中出现，削之打卷，有可能是现在的所说的白奇楠。

X

Xiang farmers 采香户，采香的人家。

Xiang market 香市，卖香的市场。

Xiang ming 香铭，为香木起一个雅名，以便记忆。

Xiang-pi paper 香皮纸，栈香树皮做成的纸。

Y

Yellow kynam 黄奇楠。

Yellow ripe xiang 黄熟香，也叫浮水香。

Yellow wax xiang 黄蜡沉，在加里曼丹岛所结的一种沉香，色黄有蜡状光泽。

Z

Zhen nan man 真南蛮，泰国、柬埔寨的沉香。

Zhen na he 真那贺，马来半岛西部马六甲出产的沉香。

Zuo zeng luo 左曾罗，印度东部出产的沉香。

⊕ 后　记

　　接触沉香这么多年，虽然积累了很多知识，但是，提笔完成这样一本短小精悍的书，还是感觉有些难度，毕竟随着社会的发展、时间的延续，很多情况在改变，几年前的一些认知也要得以修正，在很多定义和发展现状上还是花了很多时间和心思去验证的，因此，应该算是目前现阶段来说一本比较符合现实情况的实用小册子，但是，随着时间的推移有些市场情况还需要调整。

　　本书的完成感谢"大明会典"、杨锐辉、李国群、林海、王赐琪、陈瑞玲等朋友的大力支持。

潘奕辰

2013.9.20